天下文化
BELIEVE IN READING

這樣愛，給世界更多可能

北醫大體系國際醫療的熱血行動

林惠君、陳育晟——著

從臺灣跨足到世界，
北醫大善用醫療專業，用愛讓世界更美。

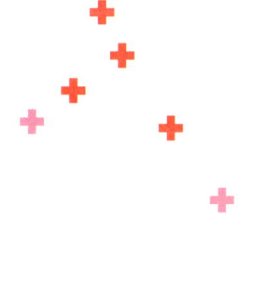

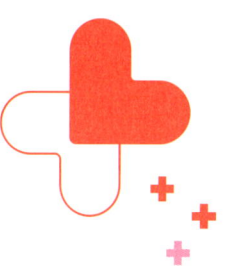

目錄

序

前言

熱血行動 1　不斷探索，看見深層需求

序

透過臺灣醫療實力榮耀友邦

林佳龍・中華民國外交部部長

在過去八年「踏實外交」所奠定的堅實基礎下，佳龍自去年五月接任外交部部長以來，提出「總合外交」策略，積極實踐賴總統所倡議的「價值外交」理念與「經濟日不落國」願景，持續拓展並深化與友邦和理念相近國家的合作夥伴關係，展現臺灣做爲印太地區穩定與繁榮關鍵力量的價值與實力。

爲強化與友邦的實質合作，外交部積極推動「榮邦計畫」，以五大信賴產業爲核心，推出八項旗艦計畫，其中「智慧醫療」不僅攸關人類基本人權，更是臺灣外交的重要亮點。透過跨部會資源整合，我們將臺灣的創新醫療解決方案輸出海外，進而協助友邦建立更完善的醫療制度，強化其醫衛能量、提升合作層次，並進一步鞏固臺灣在全球的戰略夥伴地位。

本書卽是這種互助共榮模式的具體體現。來自臺北醫學大學附設醫院的醫師、護理師等從業人員不辭千里，飛越數千甚至上萬公里，遠赴人生地不熟的友邦，用心傾聽當地深層需求，並運用自身所學專業，與在地政府、醫院、醫師、患者合作，不僅解決他們長期關切的健康問題，更幫助友邦建立自立自強自助之力。所謂「授人以魚，不如授人以漁」，正是如此。

但更難得的是，這股良善共好的力量還能一棒接一棒，薪火相傳持續傳承下去。我們看到早期參與過友邦醫療團的醫師，如今仍退而不休投入醫療外交工作，繼續培養新一代赴友邦服務的人才；我們也看到友邦的新世代，來到臺灣學習最先進的醫療技術，返國後服務當地民衆，進一步擴展臺灣國際影響力，這也是我國深厚軟實力的另一種展現。

「人人都是外交官」是佳龍時常掛在嘴邊的一句話。不管是到理念相近國家旅行、支持友邦產品，或是親赴友邦指導莘莘學子、在臺向友邦實習醫師傳播醫療知識，都是展現全民外交、推動臺灣走向世界的重要力量。

展望未來，臺灣將持續發揮公共衛生與醫療領域的優勢，整合臺灣生技醫療與資通訊產業實力，以「人才、技術、資金」爲三大支柱，推動「以醫帶產」模式，促進智慧醫療整體輸出，並協助臺灣相關產業拓展海外市場。

外交部也將秉持自信、韌性、專業、彈性的態度，運用臺灣優勢，讓世界看見臺灣，讓國際社會理解臺灣在全球所扮演的重要角色，在推動民主、和平與繁榮的進程中，繼續爲國際社會貢獻力量！

序

藉由醫療專業促進地球永續性

陳瑞杰．臺北醫學大學董事長

達爾文說過：「能夠生存下來的物種不是最強壯，也非最聰明的，而是最能夠適應改變的。」臺北醫學大學整合一校七附屬機構資源，帶動全校教學、研究，以及社會關懷的服務品質及校務運作效能，以達成「醫學教育爲本，生醫臨床爲用，具社會影響力之創新型大學」的發展定位，朝躍升國際一流醫學大學邁進。

在這樣的背景下，我們深知，醫療事業的發展與地球永續是緊密相連的，健康的社會必須建立在環境、經濟和社會三者的協調發展之上，而教育與醫療不僅是專業技術的傳授與實踐，更是承擔社會責任、服務社會大眾的重要任務。

「大學社會責任」（USR）是目前高等教育的重要議題，北醫大長期以來，將醫學教育與社會責任緊密結合，無論是在臺灣的基層醫療服務，還是對國際醫療合作的推動，我們相信，醫學不僅是治療疾病的專業，更是承載倫理責任、促進社會公平與健康的橋梁；而在全球面臨日益嚴峻的環境挑戰與社會不平等問題之際，北醫大體系積極響應聯合國永續發展目標（SDGs）。

事實上，北醫大從事國際醫療援助至今已超過二十年之久，包括附屬醫院的醫療團，乃至於服務性的學生社團，早已超越臺灣的山地離島，深入世界邊陲地區。在這些地方，我們發揮了醫療專業與人道精神，積極響應並幫助全球醫療發展。

以我國在非洲唯一的邦交國史瓦帝尼爲例，過去因醫療條件落後、愛滋盛行率高，人民平均壽命只有三十二歲，而北醫大附設醫院常駐醫療團不僅幫助許多當地人免於疾病折磨，更進一步派遣教學團，負責該國醫學生的臨床實習教育，建立國家醫師考試制度、協助完成住院醫師培訓，從而建立該國可長可久的醫學人才發展制度。

在馬紹爾群島，我們爲當地居民提供了包括預防醫學、傳染病防治、健康教育等在內的綜合性醫療援助，此外也在當地建立長期的醫療人才培育計畫。這一過程不僅限於傳授醫療技能，還包括改善當地衛生設施，幫助當地醫療系統提升自我運行能力，實現永續性的發展目標。

卽使是在沒有邦交的索馬利蘭，我們仍然積極投入醫療援助，透過與當地官方政府與非政府組織合作，以其他兩國累積的經驗爲基礎，持續努力提升當地醫療品質與服務量能。

國際醫療援助的每一個步伐，牽涉到的不只是醫、病雙方，也涉及我國與夥伴國的外交關係。雖然這些醫療援助計畫都是我們肩負社會責任的實踐，其中許多磕磕絆絆，在我國外交部、國際合作發展基金會與各外館歷任大使的指導與大力協助下，讓我們每一步更穩健、踏實，同時也藉此讓臺灣的醫療軟實力發揚光大，無遠弗屆。

序

以人爲本，邁向下一世代國際醫療服務

吳麥斯・臺北醫學大學校長

世界衛生組織（WHO）將國際醫療定義爲「凡涉及跨國移動性醫療服務相關活動都屬國際醫療範疇」。譬如藉由我國在醫療衛生領域上的實力，「以醫帶產」帶動產業國際化；實現「醫療走出去，病人走進來」之目標，推動「特殊醫療」與「觀光醫療」發展；或是出自人道主義立場，推動「國際醫療援助」與「國際醫學教育」，都屬於國際醫療的廣義範疇內。而本書所探討的主題，則是彙整北醫大體系近二十年來，協助政府執行國際醫療服務計畫所累積的經驗與學習。

事實上，北醫大體系加入國際醫療援助行動，可追溯自二〇〇三年開始，郭惠二教授帶領學生成立「臺灣大專生海外服務團」，與教會合作，派遣服務隊前往海外進行義診及衛教工作，是當時臺灣第一個從事海外服務的學生社團。

之後，在第八屆校長邱文達的帶領下，北醫大體系協助外交部與衛福部執行邦交國的醫療援助工作，服務範圍廣及非洲、亞太等地區，不但與受援國建立起彼此信賴的合作關係，也展現出厚實成果，改善受援國的醫療環境，朝向永續發展的目標前進。

近年來，AI人工智慧與遠距醫療的發展快速，如何因應潮流，導入新科技於國際醫療服務，與受援國攜手建構新世代的醫療環境，是北醫大體系接下來的重要目標。

當ＡＩ逐漸取代人們例行工作，在未來的國際醫療服務中，ＡＩ與智慧醫療技術將成爲不可或缺的工具，因此學生們必須懂得如何應用ＡＩ，養成自主及終身學習的習慣、解決問題的核心能力，才能邁向下一個世代的國際醫療服務。

譬如，北醫大已經研發並實施智能診斷工具，通過ＡＩ輔助醫師進行精確疾病診斷，可以提高診療效率。像是萬芳醫院開發的骨鬆ＡＩ判讀系統，應用於骨折發生機率高的非洲國家索馬利蘭，將有助於降低誤診率。

此外，北醫大也積極推動遠距醫療，尤其在偏遠地區和醫療資源缺乏的國家，可突破地域限制，提供即時診斷與專家指導，並在傳染病盛行或突發公共衛生事件中，迅速提供支持。

在國際醫療援助過程中，如何有效蒐集與分析大量健康數據，進而提供個人化的健康管理方案，也將是未來發展的重要方向。

北醫大與國際合作夥伴共同推動智慧健康管理系統，通過數據蒐集、分析和預測，幫助當地醫療機構解決民衆常見的健康問題，如慢性病管理、傳染病感染控制等。此外，北醫大也與受援國合作，探索如何透過大數據分析，預測疾病發展趨勢，並藉由智能算法調配醫療資源，提高醫療服務的效率與可及性。

隨著技術進步，醫療人員的數位技能也愈來愈重要，因此，北醫大在課程中積極融入數位醫療技能的培訓，鼓勵學生學習如何運用AI、遠距醫療工具進行診斷與治療，同時開展多樣化的國際教育合作，幫助受援國醫療人員提升數位醫療能力，進一步強化當地醫療服務的可持續性與質量。

在推動科技進步與創新應用的同時，北醫大始終堅持以人道主義精神，做爲國際醫療援助的核心價值，AI和遠距醫療技術再進步，也無法取代人類的溫暖關懷與直觀判斷。因此，醫護人員除了提升專業技能，也應注重培養人文精神，保持對病人的同理心與尊重，提供更全面的醫療服務，將科技力量轉化爲實際醫療效益，讓國際醫療援助不僅高效廣泛，也更具人文關懷。

前言

打造「在地賦權，生根永固」的全球夥伴關係

臺灣自一九六二年美援結束之後，便積極投入國際援助事務，秉持身爲世界公民一份子的初衷，善盡國際社會成員的責任。

尤其臺灣在公衛醫療領域發展快速，是優勢也是強項，從一九六二年開始，外交部成立的財團法人機構——國際合作發展基金會（簡稱國合會），便派遣第一支常駐醫療團前往利比亞執行醫療服務計畫；二〇〇六年外交部與衛福部合作成立「臺灣國際醫衛行動團隊」，進一步整合資源，協助政府執行國際醫療衛生合作及緊急醫療援助工作，擘劃中長程的公衛服務計畫。

外交部甚至委託國內醫院執行「太平洋友邦及友我國家醫療合作計畫」，依各國需求派遣醫護人員提供服務，協助推動各項公共衛生教育活動，譬如馬紹爾群島的「臺灣衛生中心計畫」，帛琉、吐瓦魯的「臺灣醫療計畫」，斐

濟及巴布亞紐幾內亞「專科醫療團計畫」等。

爲了協助受援國厚實醫療衛生領域的永續發展能量，臺灣於二〇〇六年推動「臺灣國際醫療衛生人員訓練中心計畫」，培訓國外醫療衛生人員，強化人力素質，進而提升在地醫療衛生品質，並辦理「醫療器材援助平台計畫」，將一些保養良好、功能正常的二手醫療設備，轉送到有需要的國家。

北醫大體系長期投入國際醫療

↓

臺北醫學大學體系最早開始從事國際醫療行動，可追溯至師生組團從事海外醫療服務開始。

二〇〇三年，臺灣醫療援外先鋒、第六屆醫療奉獻獎得主——郭惠二教授與醫學系學生劉美芳成立了「臺灣大專生海外服務團」（TUSO），是臺灣第一個落實海外服務的學生志工社團，起初與教會組織合作，每年派遣服務隊前往非洲國家——馬拉威，進行義診及衛教等。

二〇〇五年，北醫大第八任校長邱文達擔任私立醫療院所協會理事長，配合國家政策，參與國合會的醫療團行動，邀請優秀醫護人員組成行動醫療團，進行北印度西藏難民爲期三週的義診。

次年，國合會擴大辦理行動醫療團計畫，邱文達整合了三十一家所屬會員醫院簽立「國際衛生醫療策略聯盟」，以實際行動配合國合會共同推動國際醫療衛生援助計畫，三年內共計派遣四十三個行動醫療團，前往二十一個友好邦交國與地區，開啟國際醫療服務。

其中，北醫大兩家附屬醫院——萬芳醫院與臺北醫學大學附設醫院每年都會安排定期或不定期的行程，前往中南美洲巴拿馬、瓜地馬拉、宏都拉斯等國家，進行巡迴醫療，並長期配合大洋洲重要友邦如馬紹爾、帛琉之醫療服務工作，獲得邦交國高度肯定與感謝。

臺北醫學大學管理發展中心國際醫療組前組長許芝瑄指出，我國最初是由國合會負責醫療援外計畫，但因爲醫師招募不易，加上國合會非醫療院所，採購醫療設備時受到醫事法規限制，所以改爲委外辦理模式，與醫療教育體系或醫療院所簽約，派駐醫療團前往受援國服務。

除了外交部的計畫，衛福部國際合作組負責推展國際衛生事務相關工作，規劃援外政策亦是重點要務，因此也會啟動與邦交國的醫療援助計畫，委由專業團隊執行，譬如雙和醫院在馬紹爾群島推動的「臺灣衛生中心計畫」。

以集團之力整合資源

↓

比起一般醫療院所，北醫大體系執行國際醫療援助計畫有許多優勢，主要關鍵在於駐地醫療團十分仰賴醫護人員，北醫大體系旗下有學校及三家醫院，派駐人力來源相對穩定，可以在各醫院中進行人力調度，甚至依據醫院專長，進行合理的資源配置和人員協作，確保針對不同國家需求，提供最適當的支援服務。

而北醫大體系在執行國際援助計畫時，是援引經濟合作暨發展組織（OECD），於二〇〇五年由一百一十六個國家及國際組織代表共同簽署通過之《巴黎援助成效宣言》，所提的五大援助行動準則，包括：

1．在地化：由受援國主導發展策略，並負責協調援助資源之分配。

2．一致性：援助國應支持受援國之發展策略、合作機構及執行程序。

3．和諧性：援助國之行動應和諧化及透明化以發揮綜效。

4．成果導向：援助之資源及決策應以成效爲主要考量。

5．互相負責：援助國與受援國彼此對發展成效負責。

此外，北醫大體系設置管理發展中心，並於管發中心設置跨醫院合作平台，直接負責國際醫療業務，制訂服務規範與標準，確保各醫院在執行援外醫療計畫時方向與目標一致，不會偏差或失焦，此外，管發中心也會定期舉行聯合會議及經驗交流活動，讓三家醫院負責國際醫療的相關負責人員能分享實際經驗、挑戰與成功案例。

每次會議中，計畫執行單位會聚焦討論如何解決所遭遇的共通性問題。

譬如，面對兩國文化差異時，如何藉由溝通拉近彼此距離？計畫資源有限，在分配上如何兼具執行目標及對方需求，進行平衡及協調工作？執行期間，若遭遇突發事件該如何處理？

這種種問題，即便因爲服務國度不同，處理上難免會有所差異，但還是有其共通性原則，可以互相學習交流，而透過平台整合，不僅增加各醫院之間的合作，也能提升整體援外醫療服務的質量。

北醫大體系也推動建立起跨醫院的數位平台，集中管理所有國際醫療服務相關資料，藉此適時監控和評估各醫院的援外醫療工作執行進度與狀況，並迅速調整策略，解決現場問題。

秉持同理共好的心態

事實上，非營利性質的國際醫療，除了帶有人道主義關懷的深切意涵，同時也肩負醫療外交的重任，執行過程中需要整合資源、盤點多方需求，也難免會因爲詭譎多變的國際情勢而受牽動與影響。

臺北醫學大學校長吳麥斯回想起擔任管發中心主任期間，曾到巴拿馬（當時我國邦交國之一）考察，規劃雙方醫療合作計畫，巴拿馬政府也派人來臺灣接受醫師培訓，可惜最終因兩國斷交無法完成人才培育計畫，令人扼腕。此外，萬芳醫院與聖多美普林西比多年的醫療合作計畫，也因斷交而中止。

這些未竟合作雖然有所遺憾，但收穫到更多的，是透過長期醫療合作交流，與不同國家建立起深厚情誼。像是疫情期間，北醫附醫兩次派出防疫專家團前往史瓦帝尼，協助史國提升防疫能量，同時也治療染疫的王室成員。

同樣在疫情期間，馬紹爾群島有一位政府官員必須進行心導管手術，原預計到夏威夷的醫院治療，但由於疫情得等上半年之久，最後經由我國外交部與雙和醫院的安排，讓患者順利來臺灣開刀，也因此更加深兩國邦交關係。

吳麥斯認爲，要順利執行國際醫療援助計畫，同理心非常重要，許多工作卽便不是醫療團職責所在，但必須同理外交單位的立場，可以做的話盡量去做，不能抱持著「這不是業務範圍」的想法，而必須從「我可以做什麼？如何做得更好？」的角度去思考。

正因秉持著同理共好的心態，造就了北醫大體系二十多年的國際醫療援助經驗，其中，派駐醫療團前往史瓦帝尼服務就超過十五年之久。

累積經驗，建立起五大特色

↓

二十年來的國際醫療工作，有哪些經驗值得外界參考與學習？吳麥斯謙稱，各家醫院執行邦交國醫療服務工作都做得很好，北醫經驗不能說是最成功的模式，然而，秉持謙虛、同理與好奇的態度，在溝通、理解、磨合後，累積經驗發展出的一套做法，或許可以分享給外界。

一．**完善的跨院協作與資源整合機制**：北醫大體系內擁有三家附屬醫院——附醫、萬芳醫院與雙和醫院，每家醫院在不同領域都有各自優勢與專長，透過協作與整合，讓計畫執行過程中能更加順暢。

二・全球視野的醫學教育與人才培養：北醫大在醫學教育中，十分重視國際視野的培養，不僅將國際醫療服務納入正式的課程設計，還專門設立了國際醫療專業課程與實習機會，讓學生能夠親身參與服務現場。

三・跨領域的協同合作與創新模式：在推動國際醫療發展的過程中，北醫大強調跨領域合作的重要性，積極與國際醫療機構、非政府組織及學術機構進行合作，結合醫學、公共衛生、社會科學等學科知識，創新發揮，以解決全球衛生挑戰。

四・長期穩定的國際醫療隊伍與後勤保障體系：北醫大體系長期投入國際醫療團隊的養成工作，在醫療隊員選拔上嚴格把關，確保派遣至邦交國的醫療人員具備扎實專業能力與人道精神，同時建立起完善的後勤支援體系，爲醫療隊員提供訓練、心理支持及生活保障。

五・建立持續追蹤與成果評估機制：國際醫療服務過程中，成果追蹤、評估及滾動式調整十分重要，每一次援外醫療任務結束後，北醫大體系都會進行成果分析與回顧，評估醫療服務的質量、效益與挑戰，並在此基礎上進行調整與改進，精益求精。

大學運用社會資源時，如何善用學識上的專業，關心公眾議題、反饋社會，已經是世界趨勢。而大學教育的目的也不只是傳授知識，更重要的是引領年輕學子們，建立起自己與周遭環境、與國家社會、與世界的連結。

教育部於二〇一九年起，開始積極推動大學社會責任（University Social Responsibility, USR）實踐計畫，引導大專校院以人爲本、從在地需求出發，協助解決區域問題，善盡社會責任，正是秉持如此初衷。

隨著大學社會責任的視野格局逐漸擴大，同時呼應聯合國於二〇一五年提出的十七項永續發展目標（SDGs），北醫大體系結合校務發展策略中「教育」、「醫療」及「國際」三大面向，透過人才培育計畫，將國際醫療援助理念向下扎根，養成學生成爲具備國際觀、人文關懷及落實社會責任的世界公民，鼓勵學生服務的腳步，從臺灣跨足到世界，落實社會責任、實踐永續行動，藉此發揮影響力，爲人類帶來正向的改變力量。

熱血行動

1

不斷探索，看見深層需求

想要順利推動國際醫療，
不能只從自身角度出發，認爲這樣做才是眞正地爲了對方好，
必須要以在地需求爲優先，與夥伴國一起制訂可實現的計畫目標，
而這，全靠彼此不斷溝通、探索。

↓

你想要的，不一定是你需要的

在廣袤的非洲大地上，一場跨越國界的醫療接力正悄然進行。

自二〇〇九年起，臺北醫學大學附設醫院派駐醫療團於友邦史瓦濟蘭王國（二〇一八年更名爲史瓦帝尼王國，簡稱史國）；十年後，萬芳醫院於二〇一八年執行史國的「癌症早期診斷及治療計畫」，進而於二〇二二年接下新夥伴國索馬利蘭的常駐醫療團計畫，持續展開一場又一場的國際醫療深耕之旅。

醫療援助不能只做搬運工

↓

醫療援助的初期是「給魚吃」，但「給魚竿」也同樣重要。所以，國際醫療援助不只是送出藥品與設備，想要順利推動，就不能只是以援助國的角度提供協助，更必須以在地需求為優先。但，「需求」和「給予」，在有限的人力與經費下，還是存在一些差距。

衆所周知，臺灣人很有愛心，每逢有地區或國家發生災難，總是不吝於伸出援手，只是這些愛心是否用對地方，恐怕是個問號。

以史國爲例，由於是邦交國，臺灣人捐贈很多醫療器材，但因爲缺乏可以統合調查當地需求的單位，久而久之，機器設備壞掉，當地醫院沒有能力或人力維修，像是洗腎機就已經有好幾台無法使用。

可是，這些儀器或許只是某個零件或設定異常，只要校正回歸就可以恢復正常，偏偏史國沒有醫學工程師能修繕或維護儀器設備。結果，各方的愛心可能反而造成浪費，甚至一些閒置的大型儀器設備反倒占用了醫療院所的可用空間。

事實上，面對不同國家，甚至是同一個國家的不同計畫，都需要不斷溝通、了解需求，與夥伴國一起制訂可實現的計畫目標，進而引導夥伴國學會自己「釣魚」，最終可以自給自足，這才是醫療援助的終極目標。

從了解在地需求出發

↓

「不管到哪個國家進行國際醫療，都要以了解對方的需求為出發點，如果只是從自己的想像出發，合作關係就難以延續，」萬芳醫院副院長江振源開宗明義揭櫫援助國應該秉持的態度。

江振源曾擔任世界衛生組織（WHO）總部及西太平洋地區顧問，擁有二十多年國際醫療經驗，曾與許多國家合作疾病防治工作，因此，要如何了解一個國家的醫療或公衛需求，他直接點出關鍵做法：「可從該國制訂的國家衛生策略計畫或者是發展計畫，了解他們未來幾年醫療或公衛發展的需求及重點，列出十大國家發展目標，其中前五大就是該國的優先發展項目。」

但是，需求不是對方說了算。

「如果國家沒有自己提出工作計畫，便直接口頭向醫療團提出需求，醫療團未必全部都要答應，」江振源說明。

例如，索馬利蘭衛生部直接向醫療團提出十幾項緊急需求清單，最後，醫療團只有提供登革熱試劑，因爲登革熱防治是在雙方的年度計畫裡。

「我們要給對方一個清楚的態度，」江振源指出，「如果他們認爲某項計畫非常重要，必須自己先好好規劃並考量可持續性，甚至要編列政府預算，而非一味仰賴醫療團。」

幫夥伴國找出深層需求

↓

然而，經常可以看見的情況是，你想要的未必是當前最需要的。

「夥伴國一般沒有太多經驗，他們提出的需求可能只解決表面問題，我們要幫忙看出根本的需求，因爲『頭痛不一定是頭的問題，可能是肩頸的問

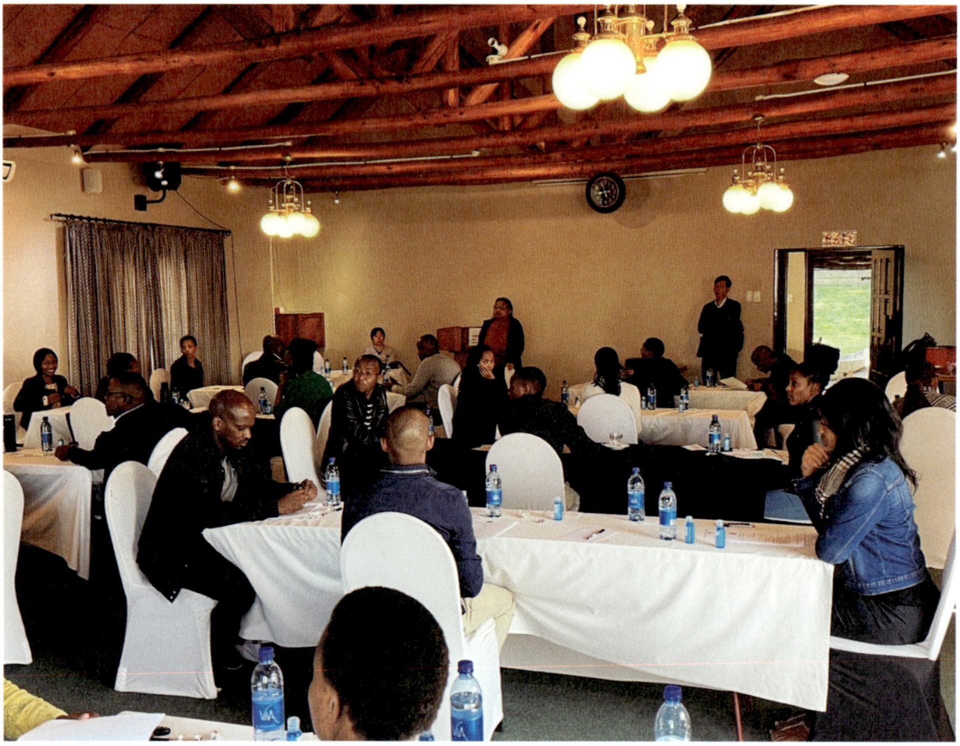

在北醫大體系協助下，史瓦帝尼建置起國考制度，圖爲二〇二三年在史瓦帝尼舉辦的第二次國考。

題』，」從事國際醫療多年，北醫附醫院長施俊明特別有感。

如今的臺灣已是醫療先進國家，有些夥伴國的醫療狀況大抵是臺灣三、四十年前的狀況，提出的需求往往比較直接，例如：直接金援，但在地真正的需求，不見得是他們自己看到或直接喊出來的，協助夥伴國找出其深層需求也是醫療團必須做的事。

施俊明以協助史國建立實習醫師與國考制度爲例指出，這個計畫曾經遭到史國衛生部以及醫師公會的強力反彈，但北醫大體系還是持續推動這個吃力不討好的工作，就是因爲多年的國際醫療援助經驗，讓他們發掘到史國的深層需求。

史國政府投入資源將學生送到臺灣念醫學院，無非是要培養當地醫療人才，但史國本身沒有實習醫師培訓與國家考試制度，學生即使在臺灣接受醫學教育，也無法在史國當實習醫師，遑論行醫。

「國家願意投入資源表示是想培養在地人才，但可能當時沒想到，深層的需求是要透過培訓與考照制度才能讓醫療體系變好，」施俊明說。

經過一番波折，北醫大體系最終替史國獨立培訓、認證合格的醫療專業人員，目前已有一百五十四位醫師通過認證，爲史國醫療奠定永續發展的基礎，史國政府及醫療界也給予極高的評價與感謝。

依現有條件設定容易達成的目標

↓

經過與夥伴國溝通，釐清需求後，同樣重要的是要以其現有軟、硬體設備，設定短、中、長期目標，並以容易達成的目標爲優先。

「學習曲線要設一個緩坡，協助夥伴國設定能夠達到的目標，讓他們挫折感不要太大，」江振源強調，可持續性的醫療目標也很重要，必須幫助夥伴國做到，即使日後醫療團離開，該醫院仍能自行維持運作。

以索馬利蘭哈格薩總醫院（Hargeisa Group Hospital）爲例，萬芳醫院在與院方深度溝通後，得知對方想要發展呼吸治療照護，但苦於不知道該從何處著手。

問題之一在於，呼吸照護有分等級，像萬芳醫院是醫學中心，已經達到能插管治療的呼吸照護等級，也就是治療好重症病人之後還可以拔管，但這需要一個有專科醫師、呼吸治療師與專科護理師的團隊來共同照護。

反觀哈格薩總醫院，一是沒有專科醫師，不會替病人插管；二來也沒有呼吸治療師；三則醫院水電供應不穩。在這種軟、硬體設施都還有很大改進空間的條件下，短期內無法提升到跟萬芳醫院一樣的照護水準。

因此，萬芳醫院的第一步，是協助哈格薩總醫院先以非侵入性的呼吸治療照顧爲目標。

這種做法雖然效果不如插管治療好，但是至少可以協助病人呼吸，而年輕人抵抗力較好，即使是重症病人，也能有較高機會救回生命。

雙方協議訂定短期目標後，二〇二四年九月，萬芳醫院胸腔內科主任李枝新及呼吸治療師陳孝岳組成短期醫療團隊到哈格薩總醫院，與常駐該院的急重症醫師徐基峯合作，強化該院加護病房重症醫療能力，特別是在呼吸衰竭病人的照護方面。

萬芳團隊計劃，在二〇二五年持續協助哈格薩總醫院建立一支能獨立操作非侵入性呼吸治療的專業團隊，透過持續的實作訓練與個案討論，提升該院在重症照護領域的能力，達成可持續發展的長期目標。

綜合評估訂定需求順序

↓

同樣的狀況，也發生在史國治療癌症病人的需求上。

子宮頸癌是高度威脅史國婦女的癌症，高居女性癌症首位。然而，由於境內沒有癌症治療的專科醫師，以往只能送到南非進行化學治療或放射治療，一則費用高昂，二則病人到南非治療意謂著失去家人在旁的支持，心理層面受到影響，亦不利治療效果。

雪上加霜的是，史國資助病重國人至南非就醫的王母基金會（Phalala

Medical Referral Fund）積欠南非巨額醫療費用，南非自二〇一七年起將許多尚未治癒的病人送回史國，且不再接受史國病人。

被送回史國的病人大多爲癌症病人，亟需腫瘤科醫師及相關藥物以解燃眉之急，同時也需要盡速著手訓練腫瘤治療相關人才、添購藥品及設備，建置史國自己的癌症照護體系。

「如果癌症病人能留在史國當地治療，可以幫助更多人，」施俊明指出，史國希望臺灣能協助他們發展癌症早期診斷與治療計畫，讓病人留在當地治療，既節省經費，也能照顧到更多病人，因此萬芳醫院在二〇一八年於史國開啟了第一期的「加強癌症病人早期診斷照護及治療計畫」。

不過，癌症早期診斷與治療並非一蹴可幾，而是需要長期規劃與設定優先順序。

一開始，史國提出要求，希望醫療團提供直線加速器供放射治療使用。但施俊明認爲，癌症治療有其順序，建議史國先投入化療藥物治療，因爲當時史國沒有癌症專科醫師，更沒有能操作及維修的專業團隊，購買貴重儀器沒有實質意義，因此放療儀器並非最優先的需求。

萬芳醫院癌症中心主任邱宗傑也指出，雖說「工欲善其事，必先利其器」，史國直覺認為治療癌症要先買儀器設備，但癌症治療需要一整個團隊合作才能做到，再加上當時醫院電源不穩，萬一跳電，造成儀器設備損耗，需要醫工的專業技術人員維修，但當地也缺乏醫工人才。

換言之，夥伴國提出的需求，醫療團必須考量客觀條件才能配合。經過溝通，雙方達成共識——醫療團幫忙當地培養一些癌症醫師，等到客觀條件具備時，再協助設置放療設備。

至於如何排列夥伴國需求的優先順序，施俊明提出他的觀點：第一，要看夥伴國提出的需求是否有急迫性、是否容易達成，以及是否有好的醫療或公衛效益。有些需求並非短時間內就能達到，他們會做一些調整或建議。

接著，考量醫療團能力，像是增加義診，是醫療團能力所及，也可以成為優先順序。至於更大的需求，包括：人力與物力或預算問題，就要提升層級，校方或院方先跟大使館聯繫溝通，確認是否有多餘的經費得以支應。

「救急不救窮」的原則

↓

國際援助的人力、物力與預算均有限，醫療援助亦是如此。一開始是提供醫療物資與人力，但援助並非永無止境，援助國要秉持「救急不救窮」的原則，唯有培養當地人力，醫療才能永續發展。

邱宗傑直言，夥伴國可能希望醫療團扮演「土地公」的角色，對於他們提出的需求有求必應，但經費有限，每項計畫都是有多少資源、做多少事情，雖然盡量使命必達，但終究無法滿足每項需求。

「像是癌症病理切片需要新的切片刀，這是我們可以支應的，就能馬上提供其需求，若是需要比較高階的治療儀器，譬如放射線治療，就必須綜合評估，」不過邱宗傑也坦言，「我們提供的幫助有限，只能起個頭，但希望幫他們建立起自給自足的系統與制度，幫助他們在地生根。我們最想做的，是幫助史國培養腫瘤科醫師與護理照護人力，制度建立起來才能永續。」

就像臺灣早期民生蕭條、百廢待舉，只能手心向上，靠著美國援助度過艱困期，後來靠著自己發展國家建設與投入新興產業，才得以壯大。現在，臺灣能夠手心向下，轉變成爲援助他國的角色，也要教會他人如何釣魚。

以早年北醫大老師帶著學生在史國進行寄生蟲防治計畫爲例，篩檢並蒐集當地學童感染寄生蟲的資料，發表論文；兩年後，發現當地的寄生蟲感染比例未見改善，必須調整計畫。

原來是因爲，「老師與學生一年只能去兩次，效果有限，所以後來改爲培訓當地人員去進行篩檢與治療，讓寄生蟲防治計畫能夠永續發展，」施俊明解釋。

這就是「在地賦權，深根永固」的核心理念，國際醫療援助不能僅是短暫的介入，它更是一場耐力賽，從公衛到重症，從基礎服務到管理機制，讓在地人成爲醫療改善的主角，才能打造可以永續的國際醫療援助計畫。

雙軌策略，智慧醫療落地馬紹爾

二〇二四年十二月初，中華民國總統賴清德出訪太平洋友邦馬紹爾群島共和國（簡稱馬紹爾），第一天就參加馬久羅醫院（Majuro Hospital）「人工智慧暨遠距醫療中心」（AI & Tele-medicine Center）落成啟用儀式，正式啟動兩國在智慧醫療計畫的合作。

七成病人轉診海外

↓

絕大多數國人對「馬紹爾」三字感到陌生，更遑論對這個人口僅有六萬人的島國有任何了解。

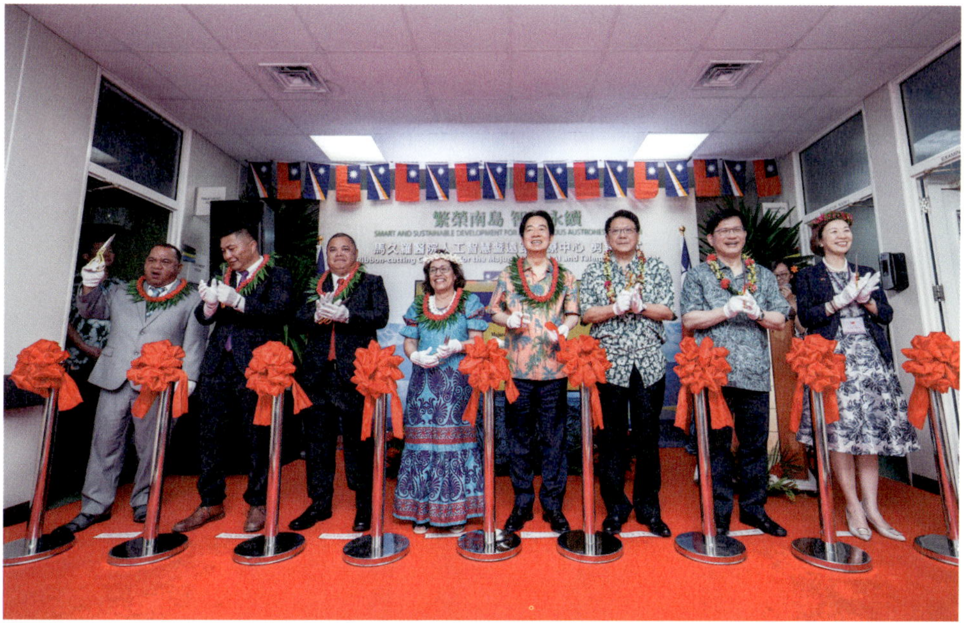

二○二四年十二月初，時任總統賴清德出訪馬紹爾群島，參加「人工智慧暨遠距醫療中心」啟用儀式，啟動兩國在智慧醫療計畫的合作。

馬紹爾是位於北太平洋的島嶼國家，被形容爲「灑落在太平洋上的珍珠項鍊」。可以想像，其地理位置是在廣闊的太平洋上，國土由一個個蕞爾小島所組成，該國居民則是分散在三十四個島嶼環礁上，位於首都的馬久羅醫院是該國規模最大、也是唯一的公立醫院。然而，馬久羅醫院的醫護人數、門急診量及開刀住院人數，可能還不及臺灣到處都是的地區醫院。

在馬紹爾，國內每年大約有七〇%的病人轉診至菲律賓或夏威夷，飛航時間至少是十多個小時起跳。轉診費用不便宜，再加上舟車勞頓，病人未必可以得到較好的照護。

面對高昂的醫療成本與照護斷層，「人工智慧暨遠距醫療中心」的成立，是解決馬紹爾醫療挑戰的機會。

這個中心，有遠距醫療的設備、人工智慧、行動照護以及大數據戰略儀表板，結合來自各社區與各醫院的大量數據，透過觸控、螢幕及圖像化數據，可以更容易了解馬紹爾人民的健康衛生情況，找出更多馬紹爾偏遠地區的潛在慢性病病人。

再加上，高解析度的醫療影像鏡頭能串聯馬紹爾與臺灣，讓相隔四千六百公里的天涯變爲咫尺，提供更多遠距醫療的可能性。

更難能可貴的是，建置「人工智慧暨遠距醫療中心」僅花了一個月時間。這是如何辦到的？答案，跟北醫大體系十多年來在馬紹爾一步一腳印的耕耘有關。

在資源匱乏的島國推動醫療創新，關鍵在於「在地深化」與「科技導入」的雙軌策略。

策略一：在地深化

↓

一九九八年，臺灣與馬紹爾建立邦交關係；二〇〇八年開始，由北醫大體系的萬芳醫院，負責支援馬紹爾醫療計畫；五年後，則改由同屬北醫大體系的雙和醫院接手，在馬紹爾設立「臺灣衛生中心」，全力推動醫療援助與公衛計畫。

深入在地的部分，雙和醫院從二〇一三年承接臺灣衛生中心計畫以來，大力採行兩種做法：

第一種，不定期派主題醫療團到當地服務。

第二種，每月輪派不同專科或次專科醫師，到馬久羅醫院進行爲期一個月的駐診及手術，稱之爲滾動式醫療。

在馬紹爾臺灣衛生中心起步時，擔負督導任務的雙和醫院顧問醫師林家瑋走訪當地不下二十多次，並曾在《從日出到日落的守護》一書中分享提到，馬久羅醫院的問題在於沒有一套系統性的作業模式，缺乏完整的病歷資料，導致他們不知道病人有多少，也不知道藥品及醫材的使用狀況。

當時，馬紹爾只有紙本病歷，但來自不同國家的醫師，像是菲律賓或印度，所寫病歷格式並未統一，雙和醫院派駐當地的醫師很難從紙本病歷了解病人過去的病史，更別說是用藥紀錄了，因此每次診療都要從頭開始問起，效率不彰。

直到某次，馬紹爾衛生部官員來臺灣參訪雙和醫院，看見了轉機。馬紹爾官員看到雙和院內醫療系統的許多現代化資訊應用，例如，醫師使用病歷電子化系統，操控滑鼠、動動手指即可看到病人的病歷資料與用藥紀錄，在其他醫院診療的資訊同樣一目瞭然。

「是否可由雙和醫院協助建置我們的醫院資訊化應用？」參訪結束後，馬紹爾官員提出他們的要求。

策略二：科技導入

↓

醫療資訊數位化，對醫師與病人而言是雙贏，雙和醫院認為，友邦的這項要求確實有其必要。但，系統建置無法直接「複製」、「貼上」。

臺灣擁有完整的醫療資訊系統（HIS）是因為架構在健保資料庫的基礎上，屬於高度客製化的系統，無法原封不動輸出至他國。也就是說，如果其他國家想要擁有一套完整的醫療資訊系統，必須從頭開始建立，這對雙和醫院資訊室而言並非易事，於是找來民間醫療資訊公司「先進醫資」，共同協助馬紹爾的醫療資訊化。

先進醫資總經理黃兆聖是北醫大醫學資訊研究所畢業，曾在馬拉威與史瓦帝尼工作，對於國際醫療並不陌生，再加上醫療資訊的專業背景，對能與雙和醫院攜手推動馬紹爾的醫療資訊電子化，躍躍欲試。

然而，即使已經獲得馬紹爾官員大力支持，實際執行仍面臨許多挑戰。

第一，馬久羅醫院缺乏資訊人力。院內編制的資訊人員僅負責修理電腦或印表機等硬體，對於資訊系統的架構無法真正派上用場。

第二，沒有最高決策單位負責統籌，執行端要花費較多時間與醫院各部門溝通，以建置符合不同部門人員需求的資訊系統。黃兆聖舉例，當地醫院有很多來自菲律賓的醫師，醫院又有許多與各海外機構合作的計畫，每個單位對於醫療資訊的需求並不一致。

第三，基礎建設不完善。譬如，建置初期電力系統不穩，難免面臨跳電問題。

第四，院內醫事人員反對。有些資深醫師認爲，書寫紙本病歷就好，何必另外學習電腦使用。

遇到問題就想辦法解決

↓

林林總總的問題，並非一時半刻即可解決，但醫療資訊電子化勢在必行，遇到問題就只能想辦法解決。

於是，雙和醫院做爲溝通橋梁，針對前述困難一一設法排除，例如：電力系統不穩，就請臺灣廠商協助建置不斷電系統；針對各部門的不同需求，則採各科別資訊陸續上線的方式進行。

所幸，馬久羅醫院意識到資訊化的重要性，自己編列預算補強資訊部門人力，並擬定推動資訊化的策略與進程。

這項醫療資訊電子化計畫自二〇一六年年底起跑，二〇一七年先完成批價掛號系統電腦化，同時建立電子醫令系統，以便了解藥品及衛材用在哪些病人身上、尚有多少庫存量；接著在二〇一八年，導入門診急診病歷系統，隔年再導入住院系統，整個醫療資訊系統的建置作業終於告一段落。

經過幾年的努力，雙和醫院與先進醫資協助馬紹爾完成八成病歷電子化的任務，其餘兩成病歷則是因爲屬於另一家美軍駐紮的醫院，採用不同管理系統而未含括在內。

遠距醫療，提升診療可及性

↓

建立好醫療資訊電子化後，還有哪些數位應用可以幫助馬紹爾？

臺灣是高度應用與導入智慧醫療的國家，應用人工智慧協助醫療影像判讀、輔助診斷已經成爲主流，但這種做法適合導入馬紹爾嗎？

開發中國家要擁有來自已開發國家的先進設備與資源並非難事，但是，「以前很多援外計畫沒有考慮開發中國家的狀況，很多電子或數位設備未能符合當地實際需求，最後變成『科技垃圾』，」黃兆聖感慨地說。

所幸，透過在地深化與科技導入兩大策略，有效協助馬紹爾確認他們是眞的有此需要，而非只是「趕流行」。

「馬紹爾的人口分散在數十個島嶼上，相當偏遠，正好適合發展成爲遠距醫療的示範場域，」黃兆聖指出，人工智慧的基礎來自於一定程度的資訊架構，如果還停留在紙本病歷就無法應用，所幸雙和醫院與先進醫資在過去六年來，與馬紹爾合作醫療資訊應用已經有了一定的基礎，具備延伸至人工智慧應用的條件。

在馬紹爾臺灣衛生中心服務多年的護理師徐韻婷分享自己的觀察指出，受限於醫療資源不足與地處偏遠，馬紹爾確實需要遠距醫療服務。

馬紹爾病人需要轉診他國時，該國轉診委員會需要徵詢第二醫療意見，才能通過該病人是否可以轉診。譬如，有些病人需要裝心臟支架，但當地醫院無法開刀，醫師建議病人轉診，並報請轉診委員會，此時就能透過遠距方式判斷病況、做成建議。

現實面來看，由於機票、醫療與物價相對便宜，目前馬紹爾的病人多數轉診至菲律賓治療，但每年轉診費用約兩百萬美元，對政府而言所費不貲。

因此，如果雙和醫院透過人工智慧暨遠距醫療中心事先收案篩檢與診療，再加上馬久羅醫院跟雙和醫院的醫療影像是同一套系統，掃碼後可直接遠端看到馬久羅醫院的醫療影像，即可有效掌握病人狀況，做成第二醫療意見。

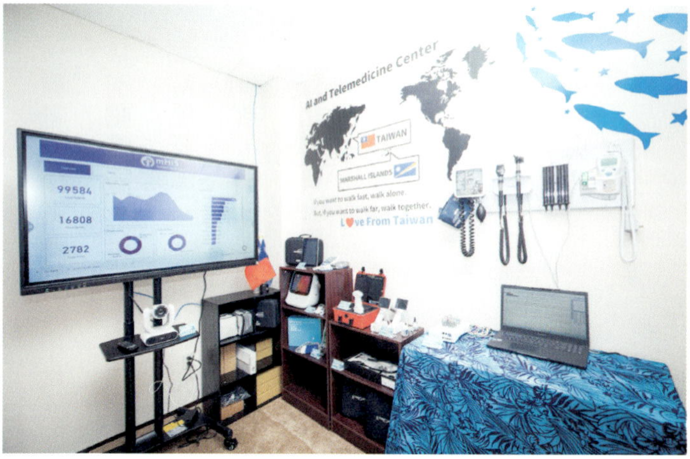

透過人工智慧暨遠距醫療中心，遠端的雙和醫院即可有效掌握馬紹爾病人狀況，做成第二醫療意見，以利後續處置。

第二醫療意見的結果如需要轉診，病人可以考慮來臺治療；如評估毋須轉診，就地治療即可，也能幫馬紹爾政府省下一筆轉診費用。

不僅如此，雙和醫院幾年前贊助的「社區行動照護包」，其實也是遠距醫療的概念。

行動照護包備有血壓計、血糖機、體重體脂機與血氧機等裝置，以及一台平板電腦，醫療團人員將行動照護包攜至偏遠社區，測量當地居民的生理數據後，只要打開藍牙與平板電腦配對，就能直接傳送至平板電腦，回到馬久羅醫院後再從平板電腦上傳到醫院的醫療資訊系統，醫師便能掌握偏鄉居民的生理數據。

人工智慧，強化疾病預測與資源分配

↓

那麼，還有哪些人工智慧應用與遠距醫療是馬紹爾人民需要的？

雙和醫院及先進醫資聯合其他臺灣廠商，像是宏碁智醫，合作完成人工智慧眼底鏡篩檢，也就是透過眼底鏡從眼睛的末梢血管病變判斷是否罹患糖尿病。這是一套人工智慧輔助診斷軟體，專門針對糖尿病視網膜病變設計，可識別高風險眼膜病變病人，並生成臨床建議報告。

糖尿病是馬紹爾最常見的慢性病，以往苦於公衛人力不足，無法深入社區找到潛在個案，如今則可透過這套人工智慧輔助系統，緩解當地缺乏足夠醫事人力的困境。但，找出糖尿病病人後，如何持續性關懷與照顧？此時，人工智慧行動傷口照護可以派上用場。

這套系統是透過人工智慧，以圖像精準分析傷口的大小、深度與復原狀況，全面提升行動醫療的效率與品質。至於醫療設備或遠距醫療最怕的網路不穩或頻寬不夠，當地通訊與網路連線問題近年來也獲得長足改善。

黃兆聖指出，馬紹爾自經由星鏈（Starlink）導入衛星通訊，網路系統較以往暢通許多，這也是臺灣第一個以星鏈衛星通訊服務的遠距照護服務，馬紹爾病人透過網路可隨時隨地接受遠距看診，或是透過即時連線，由雙和醫院的醫師線上會診。

臺灣衛生中心預計開設線上皮膚科門診和眼科會診，導入４Ｋ解析度的醫療級鏡頭，可以很清楚地呈現皮膚狀態，連指紋都巨細靡遺，與傳統的視訊看診有很大差異。

同樣地，利用物聯網設備，在偏遠地區只要帶著行動超音波及平板電腦，掃完超音波後，影像上傳當地醫院，在當地醫院和病患授權下，雙和醫院醫師也可以同時查看與會診。

未來，人工智慧暨遠距醫療中心預計推出智慧客服機器人「健康海豚」，掃碼就能詢問何時回診、如何預約門診等資訊，「假以時日，『健康海豚』將成爲每個家庭的健康助理，成爲馬紹爾人民通往健康生活的橋梁，」黃兆聖開心地說。

臺灣與馬紹爾相距遙遠，必須先到菲律賓轉機才能抵達當地。然而，靠著深入了解在地需求、引進數位化與資通訊設備，馬紹爾人民也有機會享有跟臺灣一樣的醫療水準與設備，國際醫療無遠弗屆。

建立標準作業流程，因應未知風險

二〇一九年年底爆發新冠肺炎疫情，因爲是新興病毒，所以一開始大家對它一無所知，以致疫情迅速席捲全球。隨後，意識到病毒傳染力驚人，各國風聲鶴唳，開始緊閉國門。最終，這場世紀大疫情奪走全球高達七百多萬條人命。

SARS（嚴重急性呼吸道症候群）的前車之鑑，讓臺灣建立起防疫標準作業程序，包括：穿著防護衣、設置隔離病房、規劃感染控制路線等。在面對這場世紀瘟疫肆虐之初，成功防堵病毒於國門之外，被外界視爲「防疫模範生」。

甚至，新冠肺炎疫情期間，北醫大體系還輸出成功防疫經驗與物資到許多國家，展現「Taiwan Can Help」的實力，讓國際看見臺灣，尤其是派出防疫醫護專家團（簡稱防疫團）至友邦史瓦帝尼協助防疫，是疫情期間唯一成功出國的防疫專家團。

友邦求助，防疫團出發

↓

二〇二〇年四月，臺灣僅有零星新冠肺炎確診個案，但我們在非洲的唯一邦交國史瓦帝尼正面臨疫情威脅——全國一百餘萬人口，疫情之初確診就超過百人，包括第一線的醫護人員在內，情況顯得危急。

然而，疫情肆虐期間，各國自顧不暇，紛紛關緊國門，航班也多已停飛。

原本，北醫附醫在史國設有常駐醫療團，但是初期面對新冠肺炎，胸腔重症科與感染科的專責人員與防護物資均有所不足。

前所未有的病毒，一時之間難免令人不知所措，史國衛生部於是直接向中華民國大使館提出支援抗疫的需求。

偏偏，當時國內禁止醫護人員出國，再加上前往千里之遙的非洲國家，對出訪的醫護而言亦是一個未知的風險。

問題是，史國已出現院內感染，如擴大到社區恐一發不可收拾。爲避免史國感染情況加劇，北醫附醫仍決定派出防疫團親赴史國。

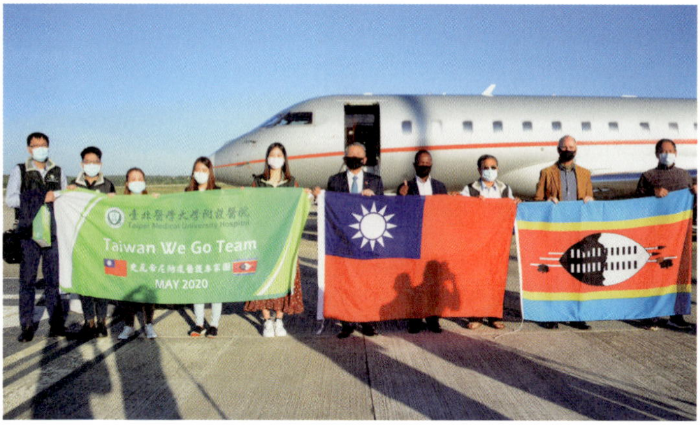

北醫大體系集結醫學大學與附屬醫院資源，組成防疫醫護專家團赴史瓦帝尼協助抗疫。

雖然醫護人員的家人難免擔心安全問題，但院方盡力提供周全的防護，讓醫護人員與家人都能安心，短短兩週內便組成防疫團，包括：成人感染科陳立遠與胸腔內科黎書亮兩位醫師、呼吸治療師李芯妤、護理師林侑暄等人，經送衛福部報准許可後，一行人在二〇二〇年五月一日前往史國，展開爲期一個月的防疫教學任務。

勘察現場，規劃動線

↓

史國的疫情專責醫院 Lubombo Referral Hospital，距離市中心約兩小時車程，原本是負責周圍居民一般病情的醫院，但疫情爆發後，臨危授命成爲專責醫院。

可以想見，這家醫院沒有隔離病房或負壓病房的設計，也沒有大量的呼吸器跟 N95 口罩、防護衣等防疫物資；再加上，被送到醫院的病人病情都相當嚴重，在防疫團抵達前已有十多位重症病人過世。

國內因有 SARS 的經驗，設有防疫專責醫院及感染控制標準作業程序，但史國的醫護人員並未歷經過這些，對於呼吸道傳染病感染控制的認識與運送動線不熟悉，有的護理人員因照顧染疫病人也被傳染，甚至二度感染。

北醫大臺北癌症中心院長魏柏立指出，新冠肺炎病毒剛爆發時是相當高傳染性且致命的疾病，防疫團到當地後便發現，醫院人員進出動線是錯誤的，所以他們的首要任務是要負責協助疫情專責醫院管理硬體和病人運送動線，將染疫者與其他病人分流，並且還要保護醫護同仁，避免醫療人員交叉感染，導致醫護人力崩盤。

例如，將醫院原本收治一般門診病人的區域改爲收治確診病人的區域，教導當地醫護人員如何照護病人、加護病房應如何做好準備、進行感染控制及公衛教育，以及介紹臺灣的防疫經驗等，致力協助史國控制疫情。

除了協助 Lubombo Referral Hospital 規劃管理硬體跟動線，因應可能出現的確診潮，史國官方又再邀請防疫團到其他醫院協助規劃動線圖，防疫團在當地的停留時間也從一個月延長到兩個月。

史國境內共有十一家醫療院所，防疫團爲其中九家醫院實地調查動線後，逐一調整，之後再將動線調整平面圖寄回給院方進行後續調整，以更符合感染控制標準，避免院內交叉感染。

其中，還有一家原是貿易展覽中心，疫情期間被規劃爲收容確診病人的方艙醫院，防疫團也協助規劃動線，包括：篩檢動線、醫護人員的衛浴設備、收容區等。

引導執行，培訓當地防疫人員

↓

防疫團的任務並非參與救治新冠患者，但若遇到人命關天的緊急情況，也得做出因應措施。

在當地待了三週後，史國當地疫情持續攀升，某個星期六下午，留在市區的防疫團突然接獲史國衛生部通報，請求協助治療一位病況危急、患有免疫不全疾病且長期服用藥物治療的新冠肺炎確診病人。

接獲通報後，防疫團隨卽驅車前往專責醫院，進入隔離病房探視該病人。

過去，史國少有類似的重症患者，專責醫院的醫療設備、呼吸器及急救藥物較爲缺乏，當地醫療團隊缺少相關重症照護經驗。在與當地醫師討論後，給予適當的藥物與非侵入性呼吸器及氧氣治療。

防疫團隔日再次前往訪視時，發現該病人狀況急速惡化，生命跡象也變得非常不穩定，即使調整氧氣治療及非侵入性呼吸器設定，呼吸仍然急促、血氧也急遽下降，進入呼吸衰竭。

經過評估，防疫團引導當地醫療團隊進行侵入性插管治療，因當地醫療團隊無重症醫學相關訓練，經多次嘗試後仍無法成功插管，最後是由黎書亮醫師協助完成插管，及時穩定病人的呼吸狀況。

雖然那位病人最終因病情嚴重而不幸離世，但防疫團隊亦爲當地醫師上了一堂插管治療課，仍令當地醫護人員印象深刻。

「給魚吃，不如教他們如何釣魚，」魏柏立指出，北醫附醫的醫療人力再優秀也無法長期留在當地救治患者，因此防疫團還有第二個任務，就是要教會當地醫護人員照顧病人。

「一開始，是由防疫團教導醫護人員如何穿、脫防護衣，以及如何在安全的前提下爲病人插管，」魏柏立回想，當初臺灣面臨SARS的威脅，確實有一些感染科醫師因擔憂生命安全而離職，所以政策要求各醫院做好感染控制，只要感染控制做得好就不至於有危險，這個彌足珍貴的臺灣經驗，足以傳承給其他國家。

爲了做好人員教育，防疫團分別在七家醫療院所舉辦防疫研討會，內容主要是講解如何照顧呼吸衰竭或重症病人，以及呼吸器的應用等，並且裝設了視訊設備，卽使醫護人員無法親臨現場，也可透過視訊參與。

視訊溝通，避免擴大感染

↓

視訊裝置的應用不只在教學，也在實際治療過程中發揮效用。

疫情初期，史國藉由北醫附醫防疫團協助專責醫院控制疫情，失控的情況漸漸趨緩。未料，二〇二〇年年底，第二波疫情再起，史國總理戴安伯

（Ambrose Dlamini）不幸染疫過世，引發國內外譁然；緊接著，二〇二一年一月，傳來史國國王恩史瓦帝三世（Mswati III）及其他王室成員染疫的消息。

參考過往史國王室成員來臺接受治療的經驗，魏柏立當下判斷，必須事先規劃好負壓病房。爲爭取時效，他找來北醫附醫最高總務主管，兩人在週日跑到醫院勘查，額外規劃單人病床爲負壓病房做好籌備工作。

「最後是由北醫附醫再次派出防疫團前往史國，」魏柏立坦言，從這個事件他也有所學習，因爲，從醫療端看，史國國王來臺醫療是最直接、單純的做法，醫療設備也最齊全，但從政治層面看，疫情期間，國王有責任留守國內，與人民共體時艱。

很快，北醫附醫便備妥王室成員染疫應變方案，旋即開始徵集抗疫相關物資，再次組建防疫團，並於出發前先與當地醫療團成員及王室診所醫師視訊溝通，了解最新疫情資訊。防疫團成員包括成人感染科陳立遠與胸腔內科黎書亮兩位醫師、呼吸治療師李芯妤、副護理長李珮綺、護理師鄒怡君。

這次的任務主要是針對史國王室成員群聚染疫，爲免擴大感染，影響全國政務及政令運行，防疫團成員每日陪同王室診所負責醫師進行病房巡診、討論病情及治療計畫，並定期與臺北端的北醫附醫顧問防疫團視訊連線，以臺灣優秀的防疫及治療經驗，協助友邦度過此一艱難。

二〇二一年二月上旬，所有隔離治療的王室成員均順利康復出院，防疫團圓滿達成任務。

有了成功的防疫經驗，防疫團成員再度踏上史國土地，「疫情期間，我們是唯一出國成功的醫療團！」魏柏立又感動又驕傲地說，像陳立遠醫師，更是主動請纓再度踏上史國，並且因爲這兩次特別任務到史國的契機，讓他對史國有了情感，還申請擔任史國醫療團的常駐團醫師。

醫療輸出，創造多贏

↓

北醫附醫派出防疫團提供醫療人力的援助，除了是全國第一，也是亞洲唯一，同時還陸續捐贈許多醫療物資給史國，包括：抗疫時期醫護人員最爲需要的防護衣七千件、防護面罩六千零八十個、護目鏡兩千個、髮帽與鞋套各一千五百件、零接觸生理監測儀三台，以及呼吸器管理及插管設備等。

雪中送炭讓友邦感恩之情溢於言表，史國大使館參事庫內（Counsellor Ms. Lindiwe Cynthia T. Kunene）就公開感謝外交部及北醫附醫長期對史國的經營及重視，直言有重要的友邦臺灣做爲疫情指導的強力後盾，還有來自北醫附醫的愛心醫療物資，相信史國能平安度過疫情的煎熬。

參與兩次史國防疫團的醫師黎書亮表示，史國未曾經歷類似疫情，在新冠肺炎發生當下顯得無助，如果沒有及時協助，可能會重創當地醫療系統。

史國在非洲國家中是經濟相對較好的國家，並不落後，只是對新冠疫情資訊接收沒那麼快，而防疫團提供的醫護人員訓練與防疫物資，正可以讓他們對疫情的認知與防護迅速提升。

確實，改變發生了。「第二次再到史國的一些醫院，看到他們院內動線採納防疫團給的建議，像是規劃出醫護著裝區與洗手檯等，還有些當地醫師經過培訓後，已經可以直接參與新冠肺炎患者的治療了，」對此，黎書亮覺得十分欣慰。

由北醫附醫派遣防疫團至史國專責抗疫指導的成功經驗，也在外交上發揮作用，像是非邦交國的中東國家科威特，便跨海與北醫附醫視訊，以醫院端及政策配合的角度請教抗疫經驗；疫情期間，捷克代表團更親自飛來臺灣，在院外的辦公室透過視訊方式，向北醫附醫請教如何防疫。

科威特的醫療水準並不落後，因爲疫情所需跟北醫附醫建立起溝通管道後，發現原來臺灣醫療水準很好，之後還派了一位醫師到北醫附醫進修，可見其對臺灣醫療水準的肯定。

疫情期間，防疫團的出訪，不僅協助友邦解決防疫需求，也讓其他非邦交國看到我國的醫療軟實力，讓臺灣與北醫大體系的國際醫療在世界的舞台上發光發亮，締造政府與民間的雙贏成果。✚

訂定檢核制度，讓醫療團更完善

我國派駐友邦的醫療團以醫療援助爲主，像是分別由北醫附醫、雙和醫院、萬芳醫院負責的史瓦帝尼、馬紹爾、索馬利蘭，便是如此。其中，除了近幾年才派駐醫療團的索馬利蘭，在史國、馬紹爾均訂有檢核機制，以確認需求、追蹤指標，保障計畫執行方向與成效均能達到當初設定的目標。

態度嚴謹才能贏得信賴

↓

二〇〇七年九月，外交部與史國簽署醫療合作協議備忘錄，同意派

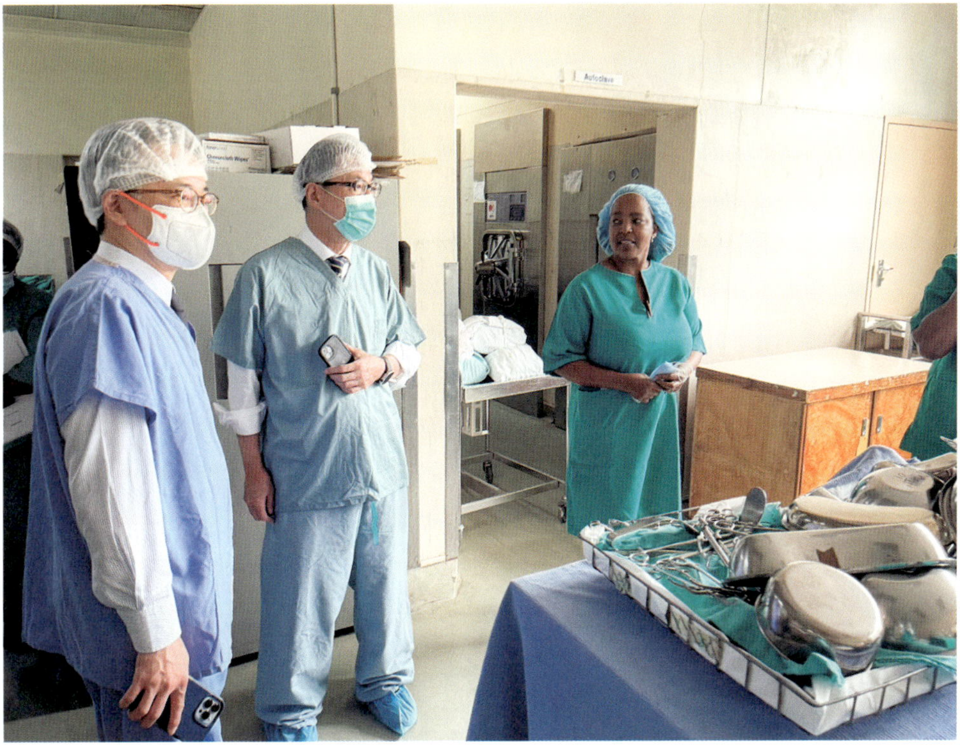

為了確保計畫執行進度與品質，駐史瓦帝尼王國醫療服務計畫固定邀請專家進行評鑑工作。

遣醫療團常駐該國最大的公立醫院史京醫院（Mbabane Government Hospital），進行治療性及防治性醫療活動，協助史國提升醫療水準。

隔年，北醫大便與國合會簽訂「駐史瓦濟蘭王國醫療服務」合約，由北醫附醫自二〇〇九年起正式接棒經營史國常駐醫療團，派出北醫附醫神經外科醫師杜繼誠及骨科醫師石英傑赴任當地看診、進行公共衛生教育。

歷經十多個年頭，醫療團逐漸建立起與王室的互信關係，也讓當地人民相當歡迎來自臺灣的醫療團。

「國王對醫療團醫師都有印象，記得醫師的名字，甚至『賜名』給一些醫療團的成員，」北醫大君蔚國際醫療中心副主任尤櫻儒笑著說。

在史國，被國王賜名是無上的光榮，醫療團受重視的程度可見一斑。而在皇室之外，醫療團在當地看診時還有民眾帶著雞要送給醫師，顯見當地人民發自內心對醫療團的感激之意也不遑多讓。

但，爲什麼北醫大體系能夠做出這樣的成績？醫療團一步一腳印建立的作業規範與檢核機制功不可沒。

建立系統化內部檢核模式

↓

初來乍到，史國醫療團一開始只有內部每週自行開會，由醫師回報團長一些當地狀況，俟團長返國述職時再回報給醫院，結果往往緩不濟急。

顯然，回報頻率需要調整。

「醫療團不是形同放牛吃草，也需要接受評核與監督，」曾多次前往史國的北醫附醫院長施俊明說明，建立評核制度可以讓遠在海外的醫療團與醫院、學校的關係更爲緊密，也能更了解醫療團所需的資源與支援。

爲了能夠適時回應當地的需求或面臨的問題，近年來，醫院端逐步調整內部評核機制，讓醫療團的檢核更有系統性。

北醫附醫副院長王偉表示，史國醫療團的檢核制度分爲幾個層面，包括：醫療團內部的定期員工考核會議、每週自行開會，以及醫療團定期與院方開會，而像是醫療團與院方的會議頻率，便自二〇二一年起，由原本的不定期舉行改爲每個月固定召開視訊會議。

訂定追蹤指標，及時提升執行力

↓

院方與醫療團的視訊開會從不定期改爲每個月，是否會讓醫療團倍感壓力？

「院方是要藉此更即時得知醫療團的需求，不是要檢核醫療團，」王偉說明，他一年平均去史國一到兩次，與醫療團成員溝通的機會並不多，但藉由每個月跟醫療團開會，不僅拉近與醫療團的距離，更能透過醫療團的回饋，眞正了解史國的醫療需求，滾動式調整科別與人力，而不是等到醫療團年度返國才提出需求。

而且，「這種做法可以讓醫療團及時回報醫院當地有哪些需求、有哪些事項需要請院方幫忙溝通協調，」王偉提到，像是確保當地員工福利、員工是否正常休假等。此外，院方也會不定期與駐地大使館聯絡，了解醫療團在當地的運作是否順暢。

王偉舉例指出，平時醫療團是例行在史京醫院看診，但中華民國大使館希望，藉由醫療團之力，增加對當地偏鄉的醫療照顧、增加義診次數，同時讓史國官方可以更了解醫療團的功能。

當醫療團提出增加義診的需求，醫院與學校都需要有相對的因應之道。譬如，在醫院端，北醫附醫會評估是否可行，若是可行便提前爲醫療團準備下鄉義診的醫療儀器；在學校端，則會由統籌國際醫療的北醫大管理發展中心負責檢核，每季邀請三家附屬醫院進行醫療團的成果報告。

北醫大管理發展中心醫療發展組前組長許芝瑄坦言，以往醫療團會提供季報給學校跟外交部，但是由於報告內容沒有一致標準，大家各自陳述，容易變成像是流水帳的紀錄，不易檢視執行成效。

直到二〇一七年，校方訂定，醫療團每季的報告必須呈現其自訂門診或義診服務人次等關鍵績效指標（KPI）的成效，包括：計畫經費的執行率、年度執行計畫等是否達標，「這樣才不至於到最後一刻才發現執行率太低，或是到年底才發現恐怕難以達成各項目標，」許芝瑄說。

她進一步說明，醫療團自訂的年度計畫內容目標是否達成，都是稽核的重要項目，例如：義診場次或人次、門診手術量等，都要有具體數據呈現；另外，在每季的報告中，如果醫療團遇到執行上的問題，例如：醫師人力調度問題，或者是夥伴國需要訓練某專科醫師或專家，也可透過視訊會議提出討論，由北醫大調度三家附屬醫院醫師或學校教授人力支援。

開啟外部評核機制

內部，有關鍵績效指標，外部呢？

二〇一五年，國合會邀請外部專家對史國醫療團進行評鑑，像是國內知名公衛專家、中研院生醫所前研究員何美鄉就曾受邀擔任外部專家。

實施的結果，讓校方與外交部都十分滿意，認爲外部評鑑制度有助於透過公正第三方專家客觀檢視醫療團的成效，並且可以根據評鑑報告決定是否要與北醫附醫續約，於是在二〇一七年，便由史國衛生部直接與北醫大簽約執行醫療團任務，而校方在合約中即訂定外部檢核的需求，雙方協議定期（每兩年）邀請外部專家評鑑。

外部評鑑專家有三位，其中兩位由北醫附醫推薦國內在國際醫療做得比較好的專家，另一位則由史國衛生部推薦當地的外部專家。實際執行時，北醫附醫會將醫療團計畫成果提供給外部委員進行書面審查，醫療團也會在當地向史國的外部專家進行口頭成果報告；待兩位臺灣外部專家到達史國後，三位外部委員會進行閉門會議，之後再由醫療團安排外部委員進行實地訪視。

除了醫療團安排的既定訪談行程，外部委員也會當場提出額外的訪查需求，有如隨堂測驗。

「透過在史國的實地訪談，可以得知醫療團執行上有哪些問題需要改善，」許芝瑄指出外部評鑑的好處，例如，史國提出醫療團醫師支援史京醫院的門診時數要增加，或是另外提出早期癌症治療計畫的需求，都可以透過外部評鑑做成的書面紀錄，做爲以後計畫執行的成效參考，或評估是否納入下一年度計畫。

內外並濟，讓計畫更符合需求

↓

無論是內部或外部的檢核機制，「與其說是監督計畫執行者，不如說是讓計畫賦予彈性，也更有時效性，讓雙方共同擬定方針，找到方法把事情做得更好、更符合當地需求，」施俊明指出，透過外部檢核可以檢討哪些計畫內容能夠如何調整或做到更好，促使北醫附醫與醫療團思考：往後有哪些計畫需要調整？可以怎樣進一步回應當地需求？

舉例來說，像是早期由北醫大教授帶領學生進行寄生蟲的篩檢並發表論文，最後就是透過外部檢核機制，調整計畫內容、回應當地需求，且由教授教導當地有關單位進行寄生蟲篩檢，讓這些公衛計畫可以在地生根，而不是只依靠北醫大的師生。

至於定期內部檢核的好處，則是醫療團與醫院端可以溝通、評估的項目十分多元。王偉舉例談到，像是史國衛生部在二〇二四年提出的需求，是醫療團要有心臟科醫師或骨科醫師，醫療團便在每月視訊會議中提出，北醫附醫師可同步評估史國提出的是否屬於當地的眞實需求，以及是否能夠做到，例如：可否找到有意願駐外且適任的醫師。

另外，對於不在史國既有年度計畫中的需求，譬如，史國衛生部希望未來醫療團在義診中包含子宮頸癌的快篩，以便及早掌握史國婦女罹患子宮頸癌的狀況，此時院方便需要做更多評估工作，例如：能否媒合國內生技廠商發展子宮頸癌快篩試劑等。

透過醫療團與北醫附醫每個月的視訊會議，無論原本是否在計畫內的需求，都可以更及時且有效率地處理與提出因應措施，不致積累太久而錯失解決問題的時效與良機，也會讓夥伴國與中華民國大使館感受到醫療團與北醫附醫的積極作爲。

「醫院與醫療團是一體的，願意常駐國外的醫師都是非常有熱忱的人，對於他們的付出，我們只有無比的感謝，」所以，王偉重申，定期內部視訊會議的目的其實不是檢核，而是要與同仁溝通、討論如何讓計畫做得更完善，幫助醫療團如期、順利地執行年度計畫。

熱血行動

2

張開雙手，迎接共好合作

每一次的國際醫療援助計畫，涉及的絕對不只是單一醫療組織，
即便在當地服務，也有來自世界村的其他夥伴，
共同爲受援助國家提供更好的協助，
因此，唯有保持開放心態彼此合作，才能達到共好目標。

↓

跳脫醫護角色，做計畫協調者

每一個國際醫療援助任務的開啟，都不僅是一次跨國界的任務，更是一場關於信任、理解與合作的考驗。

當國際醫療援助計畫啟動，在這短則三、四年，長則五年的時間裡，牽涉到夥伴國在地主管機關與駐地醫院、我國駐地大使館與外交部等不同領域、國家的單位，醫療團如何掌握夥伴國的眞正需求、讓計畫順利執行，事前與這些單位間的溝通必不可少。

「海外醫療團與駐地使館的關係十分密切，雙方平時若能保持良好互動與溝通，將有助計畫順利進行，」北醫附醫院長施俊明表示，史瓦帝尼是我國在非洲唯一的邦交國，也是外交上的重要盟友，醫療團與駐地使館的所作所爲動見觀瞻，醫療團與外交部或駐地使館更需要保持順暢溝通，互助合作才能共好。

與外交體系維持良好互動

二〇一七年施俊明擔任北醫附醫副院長時，負責督導國際醫療業務，當時駐地醫療團有一些醫師輪調問題，再加上外交部認爲醫療團在執行面還有些需要調整改善的地方，因此，他組團親赴史國，了解未來醫療團與外交部的合作可以如何精進。

經過溝通，雙方決定，未來可以增設外部檢核制度，讓醫療團的運作更符合計畫需求；另外，醫療團與院方、使館或外交部也可以增加聯絡頻率。果然，走過磨合期後大家便發現，醫療團可以做的事遠比想像的多。

譬如，大使館希望增加在當地偏鄉義診的次數，讓首都以外的史國人民感受到來自臺灣醫療的服務，因此醫療團在能力可及的情況下，將每年下鄉義診的次數從十二次增加至十八次。

特別的是，在本業之外，醫療團也展現了與外交部門合作的默契。

施俊明舉例，中華民國駐史國大使館希望幫助當地婦女就業，培養她們自給自足的能力，近年來在當地推動婦女小額創業貸款計畫，由婦女提出微型創業計畫向大使館申請低利貸款。

得知消息後，「我開始思考，醫療團可以做些什麼，與外交單位的良善美意相輔相成，」他說，最後，「我們決定採購創業婦女的手工編織包，做爲醫院的公關品。」

大使館推出史國婦女小額創業貸款計畫，目的是希望幫助到該國婦女維持生計，而北醫附醫以實際行動支持這項政策，創造了使館、史國婦女與北醫三贏的局面。

「在執行醫療計畫時，跟外交部保持良好的溝通相當重要，」萬芳醫院副院長江振源認爲，雖然外交部不是醫療專業，但院方透過溝通得知，外交部希望爲夥伴國創造可持續性醫療與公共衛生需求，而不是直接金援，醫療

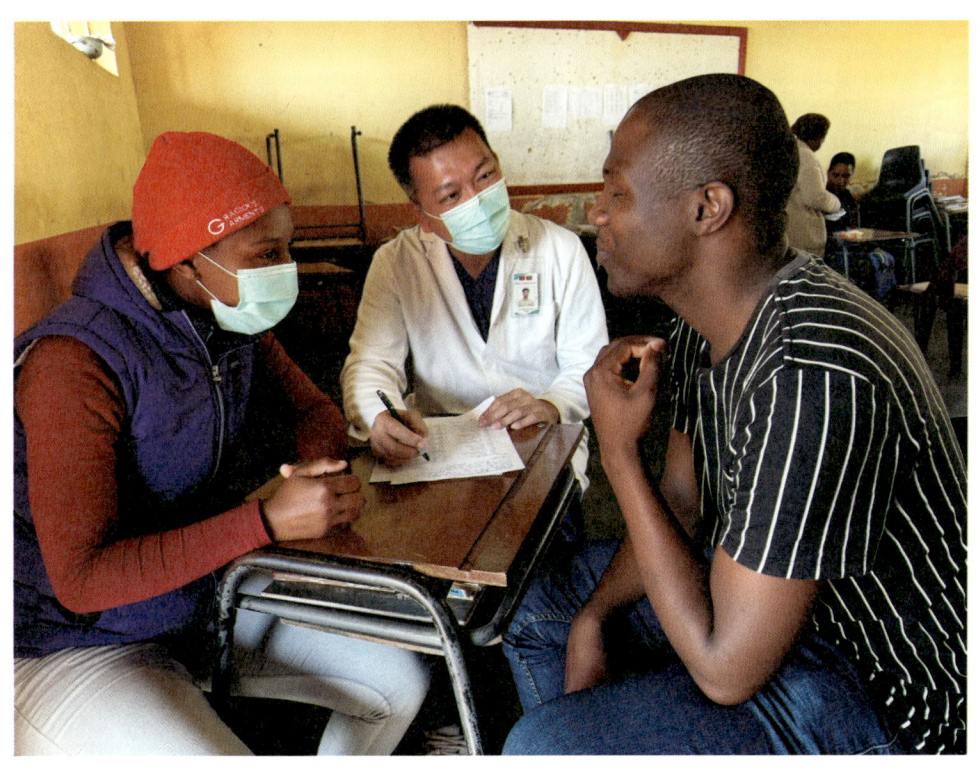

北醫附醫的海外醫療團在能力可及的情況下，增加每年下鄉義診的次數。

團在規劃執行計畫時的做法也比較能相對應。

與當地衛生部門保持合作

↓

另一個與國際醫療援助計畫息息相關的單位，是駐地國的衛生部門。以史國醫療團爲例，因爲在當地公立醫院設有門診，北醫附醫便直接與史國衛生部簽約，除了駐地醫療團的醫師外，每年還會依照史國衛生部開立的需求科別，選派各科部優秀醫事人員前往史國支援，包括：心臟內科、消化內科、牙科、皮膚科、傳統醫學科、胸腔內科、兒科、免疫風濕科及精神科等，解決史國部分專科醫師人力不足的難題，當地民衆轉至南非就診的需求也大幅減少。

此外，有些需求不在原本的計畫內，北醫附醫也會自掏腰包執行，以提升當地醫院醫療品質，展現合作的誠意。

施俊明舉例，他們發現史京醫院有些醫療設備需要維修卻苦無醫工，因此派遣北醫附醫醫工組組長遠赴史國，以兩週時間進行盤點。該國衛生部部長得知此事後，便下達指令，請國內各家醫院提出需要維修的醫療設備清單，方便盤點作業。

值得一提的是，醫療團還落實了合作共好的理想。

萬芳醫院自二〇一八年起，在史國執行第一期的「癌症早期診斷與治療計畫」，目前已經來到第二期。子宮頸癌在二〇一七年與二〇一八年高居史國女性前十大死因第五位，經過幾年努力，二〇二二年已經退居到第九位，乳癌與子宮頸癌第一期與第二期（早期）診斷率也超過五〇%。

「有別於過往援助國可能會將蒐集到的資料逕行對外發表，萬芳醫院則是主動提出，將協助史國衛生部整理癌症與死亡登記資料，由史國投稿到國際期刊，」萬芳醫院癌症中心主任邱宗傑表示。

這種做法不僅提升了史國的能見度，而且將這幾年在女性癌症防治的努力成果讓全世界知道，或許有些醫院得知成果後願意投入更多資源，一起幫助當地癌症防治。

對於這樣的提議，史國官方欣然接受，無形中又進一步深化雙方的合作關係。

與在地醫師結爲夥伴

↓

除了與衛生部門合作，醫療團與當地醫院、醫師們的夥伴關係更爲重要，初來乍到時，臺灣醫療團的醫師會由官方安排與當地醫師正式認識，爾後雙方會一起看門診及開刀，「彼此互相切磋，」口腔顎面外科醫師祁力行表示。

索馬利蘭醫療團前團長祁力行擁有在非洲三國的駐地經驗，他分享自己的看法指出，「我們會用『交朋友』的方式與合作醫院的醫師們共事，就能彼此信賴、共同成長。」

不過，所謂的交朋友並不是指約出去吃吃喝喝，而是在專業領域上互相切磋。

「索馬利蘭哈格薩總醫院的婦產科或一般外科是很強的，」他舉例，該院一個月接生的小孩等於萬芳醫院一年的數量，而且當地沒有產檢的習慣，多是在家生產或由助產士接生，「會到醫院生產的通常是比較困難的情況，所以他們的婦產科很強。」

祁力行提到，平均而言，索馬利蘭的醫療水準與資源不若臺灣，而如果遇到有醫師主導性較強時，要小心地溝通，採取必要的因應對策。

舉例來說，全身麻醉手術時，會讓病患接受氣管插管並連結麻醉氣體管線，而管線偶爾會在手術中鬆脫或移位，祁力行會暫停手上動作，立即提醒麻醉科助理將管線歸位，以維護病患的安全。

但當地的口腔顎面外科醫師不以爲然，認爲管線移位並不影響手術進行，也不是醫師的責任。於是，接下來的幾次合作手術，祁力行只好不上手術台，讓當地醫師獨立執行，自己則專心協助麻醉科助理維持麻醉管線的暢通，以確保病患手術中的安全。

在史國執行癌症治療計畫，萬芳醫院也是抱持同樣的精神，幫忙夥伴解決問題。

把「分外之事」當成自己的事

↓

「癌症照護是一整個團隊的事，」護理師王盈婷強調，同在醫院中執行計畫，大家都是工作夥伴，有時即使是「分外之事」，也會設法協助解決。

譬如，當地醫師如果遇到工作環境的小問題，向政府反映但未獲解決，他們可能就不再提了，但「我喜歡與人互動，不時會到病理科或腫瘤科晃一晃，跟醫師們閒話家常，」透過聊天，王盈婷得知當地醫師工作上遇到的問題，便會盡量幫忙解決，「像是檢驗室病理檢查相關試劑及耗材，他們會跟我反映，」若評估後認爲這是計畫內可以支應的項目，就會由萬芳醫院直接提供，不需要再經過層層溝通。

又比方，爲了早期診斷子宮頸癌，最常見的是透過子宮頸抹片檢查，只是由於預算問題，並非所有女性都能接受公費抹片檢查，雖然有其他國家捐贈高階檢驗試劑，但畢竟數量有限，無法讓更多婦女接受檢查。

王盈婷說明，高階檢驗試劑的好處，是取樣後不需要由醫師將檢體抹在玻片上，而是直接放在特殊保存液的小瓶中，再用電腦儀器抹出一片單層、均勻的細胞抹片，但這種做法也有缺點，就是成本較高，且因爲是來自他國捐贈，數量並不穩定。

相對來說，史國的公費抹片檢查並不落後，只是需要多花費一些人工抹片的時間，讓部分技術人員進行檢查的意願不高，但由於價格較低，反倒可以嘉惠更多人。

「有些人大老遠來醫院一趟，若無法做檢查，有點可惜，」所以，王盈婷希望可以透過了解與溝通，讓醫院的技術人員投入傳統的抹片檢查。

因此，她趁著大使館舉辦下鄉義診篩檢的機會，想辦法跟醫院的技術人員聊天，詢問抹片檢查試劑是否足夠？是否可從最傳統的方式做起？漸漸地，開始有一、兩位熱心的技術人員願意進行傳統檢查，再慢慢影響院內其他同仁，就能嘉惠更多當地婦女接受抹片檢查。

尊重流程，充分溝通

↓

醫療團常年在駐地國，資源及人力有限，跟在國內有充沛資源大不相同，甚至像是在馬紹爾或萬芳醫院派駐史國執行癌症計畫，分別都只有一位常駐護理師，要能適應或樂於其中，角色的調整也很重要。

三十初頭的王盈婷擁有多年的國際醫療服務經驗，學生時期就遠赴坦尚尼亞擔任醫療服務志工；成為護理師後，曾經代表雙和醫院派駐在馬紹爾臺灣衛生中心，並在史國待了兩年，執行萬芳醫院的癌症治療計畫，還在二〇二四年獲得「國際醫療典範獎」個人獎殊榮。

能夠有這樣的成果，除了喜歡與人互動的人格特質，她以自身經驗歸納指出，不管是以醫師或護理師的專業被派駐到其他國家，要將自己視爲「計畫的協調者」或「計畫執行的專案經理」，才能比較順暢地執行計畫，「如果只是將自己定位成醫護人員，恐怕無法把計畫發揮最大效益。」

舉例來說，王盈婷是史國癌症治療計畫唯一的臺灣人，更需要扮演溝通協調的角色，對於夥伴國，無論是官方或醫院提出的訴求，她都不會馬上答應，而是先跟大使館及萬芳醫院的長官溝通，共同評估在計畫內是否可行。

護理師的背景，加上臨床上有多年經驗，做爲協調者，她認爲自己較能了解在地的訴求是否合理。

王盈婷談到，像是夥伴國的衛生部官員在參訪其他國家時，看到先進的癌症治療儀器，會向我方提出購買儀器的需求，此時王盈婷便會依該國醫療現況評估，若醫院目前設施可能還無法達到使用該治療儀器的程度，就會跟院方溝通，先把基本的治療項目發展好，再評估是否購買高階儀器。

另外，史國官方有一個單位是國家癌症控制中心，名義上是督導癌症治療計畫，雖然院內需求透過王盈婷會比較快，但她認爲應該尊重癌症中心，絕不能跳過該中心直接應允院方，而是請對方走行政流程。

除非遇到緊急事件，有重症病人急需某些立即協助，透過層層流程緩不濟急，她才會主動跟該中心主管討論。幾次下來，她認爲，「大家都是爲病人好，只要做好溝通協調，尊重彼此的立場，就能解決問題，讓計畫順利進行。」

國際醫療援助從來不是件簡單的事，它不僅是醫療行動，更是外交溝通的藝術，而醫療團成員在維持專業的同時，也需要超越醫護角色，整合成果、協調資源，確保計畫順利推進。

尤其，在有限的預算內，還必須透過內部溝通，靈活應對駐地國的各種需求，同時也要針對超出計畫範圍的需求與駐地使館、外交部協調，兼顧外交策略與符合夥伴國的期待，平衡資源分配，讓合作長遠且穩健發展。

破除門戶之見，跨組織創造綜效

北醫大體系提供的國際醫療援助，所在國主要是開發中國家，往往會有其他國家或國際組織也在當地提供援助計畫。在這種情況下，如何放對資源而不致浪費，甚至以自己專精的項目截長補短，無一不需要跨組織的溝通與合作，共同達到幫助在地國的目標，因此，不同組織間的橫向連結就變得相當重要。這，也是醫療團在地深化的重要策略。

整合資源，各取所需

許多開發中國家由於資源有限，國際間會有多個非營利組織（NPO）或非政府組織（NGO）前往當地，進行疾病防治或改善公共衛生的計畫，我國邦交國馬紹爾群島共和國，就是其中一個例子。

受飲食文化影響，馬紹爾的非傳染性疾病以糖尿病爲大宗，同時也是全世界糖尿病盛行率最高的國家——全國四十歲至六十四歲人口中，近七成民衆罹患糖尿病，高居全國前三大死因之一，堪稱是馬紹爾的「國病」。也正因如此，我國與馬紹爾簽訂的醫療團合作計畫，除了醫療援助，還要投入糖尿病預防、社區篩檢與衛教等公衛資源。

但，「在剛開始執行糖尿病相關防治計畫時，我們就觀察到，已經有很多其他國際組織及當地衛生部門都在做相同的事情，」馬紹爾臺灣衛生中心常駐護理師徐韻婷認爲，雖然當下看起來投入的資源相當豐富，但大家分頭去做，形同資源浪費。

「如果要讓糖尿病防治持續而非各行其是，發揮一加一大於二的力量，必須整合其他資源，」她提到，二〇一五年年底，以臺灣衛生中心爲首，成立「社區健康生活計畫」（Community Lifestyle Program, CLP），包含馬紹爾衛生部人員、馬久羅醫院、美國非政府組織在馬紹爾設立的健康促進中心（Canvasback Wellness Center）等國際組織都是團隊成員之一，共同協力改善馬紹爾民眾的健康問題。

分類問題，逐一破解

社區健康生活計畫有兩大主軸：社區慢性病篩檢與社區健康促進活動，鎖定社區相對健康及亞健康的居民。不過，一開始，當地政府單位或其他組織還不是很清楚這個計畫要如何多方合作，「前一、兩個月，到社區進行健康促進活動卻被『放鴿子』，只有我一個人到場，」徐韻婷苦笑著說。

合作單位未到場的原因各異，但她告訴自己：「不能因此放棄！」硬著頭皮，一個人帶著社區民眾進行篩檢、教導如何健康烹調，並且鼓勵大家運動。

只是她也明白，一直唱獨角戲不是辦法，因此不久後便決定，要針對各種不到場的原因，一一找到破解方法。

首先，對於忘記時間的當地夥伴，徐韻婷要擔任「保母」或「小祕書」的角色。爲確保當地合作夥伴都能到場或提供資料，她會設定許多「提醒」，一而再、再而三地提醒對方什麼時間要做哪些事情。

第二，對於還不夠信任自己的其他組織成員，徐韻婷利用公務之餘，約他們出去吃飯、聊天，培養感情，一點一滴建立信賴關係，在公務上就逐漸變得比較好協調溝通。

第三，因應各個單位參與慢性病防治的目標，她一一分配不同任務，讓各單位各自發揮所長，同時也能滿足各自的任務需求。

例如，雙和醫院希望蒐集到數據，便負責測量身高、體重、血壓、血糖等生理數據；當地的馬久羅醫院，則由該院醫師進行糖尿病衛教、營養師講解糖尿病飲食；健康促進中心做的是健康促進，便可以帶領居民做運動。最後，徐韻婷也會分享量測到的生理數據給其他合作夥伴，各個組織共同合作、共享資源，達到各自的績效目標。

可惜，因爲新冠肺炎疫情爆發，這個計畫曾經中斷幾年，直到二〇二三年，徐韻婷再度回到馬紹爾臺灣衛生中心，召集昔日夥伴延續社區健康生活計畫。不過，這次重返之後，對於計畫的實施有不一樣的做法。

「以前，每個月去不同社區篩檢、衛教，居民只有在那段期間才會調整飲食跟運動，一旦我們離開到其他社區，之前社區的居民就鬆懈，體重、血壓、血糖都上升，」徐韻婷無奈地說。

有鑑於此，從二〇二四年開始，馬紹爾臺灣衛生中心調整做法，「改以單一社區，每週去一次，維持一段時間，讓當地居民養成良好的運動與飲食習慣，」她笑著說，「這樣調整之後，民衆的血糖、血壓就比較能維持正常了。」

資源互補，提升在地醫療品質

↓

在索馬利蘭，我國醫療團也有許多跟國際組織合作的模式。

以慢性病防治爲例，萬芳醫院駐索馬利蘭醫療團就與「美國索馬利蘭醫師健康協會」(Somalilander-American Health Association, SAHA)有過諸多的合作。

SAHA是由索馬利蘭裔的美國醫師在美國成立的健康協會，他們發現索馬利蘭有許多高血壓、高血糖的慢性病，爲了回饋母國，二〇二三年在索馬利蘭哈格薩總醫院成立慢性病門診，捐贈並教導當地醫師操作掃描心臟、肺、腹部或四肢關節的超音波，民衆在門診或加護病房照超音波完全免費。

爲避免資源重複，來自臺灣的醫療團便選擇捐贈測量血壓、血糖等生理數據的醫材，以及乳房超音波，同時也教導當地醫師使用超音波的方法。

再以骨科醫療爲例，索國車禍骨折的病例較多，對此需求較大，醫療團便與當地的「澳洲援非醫師組織」(Australia-Doctor for Africa, ADFA)密切合作。

ADFA是由一群澳洲籍的骨科醫師組成的非政府組織，比臺灣更早一步到索國進行醫療援助，包括：捐贈骨材與醫療儀器，雙方協同合作的面向十分多元。

「哈格薩總醫院擁有不錯的骨科技術，跟ADFA的幫助很有關係，」萬芳醫院索馬利蘭醫療團前團長祁力行指出，「我們與ADFA建立了良好的協調機制，避免資源重複投入。近年來ADFA持續提供骨科基本器械及髓內釘系統，用於某些骨折固定；而臺灣醫療團則著重於提供骨板螺釘系統、關節手術材料、關節鏡手術設備及脊椎手術器材等。」

此外，哈格薩總醫院的開刀房環境，也在雙方合作下提升了。祁力行說明，哈格薩總醫院有五間開刀房，但屬於半開放式，並非無菌室，有的開刀房還有蚊蟲飛來飛去，甚至會有野貓跑進來，只有其中一間勉強可以做爲骨科開刀房，因此無法滿足當地龐大的骨科手術需求。

於是，醫療團將與ADFA合作，拆除原本以石頭屋建成的開刀房，重新打造了一個全新、無菌的骨科開刀房，新的醫療儀器設備也隨之進駐。「這個方案還在進行當中，但雙方已有共識，想讓這個國家的骨科變得更好，」祁力行說。

國際合作，培訓專科醫師

除了硬體醫材的提供，人才培育也是醫療團與國際組織合作的重點。臺灣醫療已經細分爲專科及次專科醫師，但在許多援助國，醫師養成只有分一般內科與外科，醫療團便要扮演人才培訓的角色。

以索馬利蘭爲例，像是骨科人力的訓練，ＡＤＦＡ的骨科醫師會從澳洲飛到非洲，先到衣索匹亞教導該國醫師後，再到索馬利蘭教導當地醫師，此時我國醫療團的骨科醫師也會跟ＡＤＦＡ一起培訓當地的骨科醫師。

郭宜潔醫師時任萬芳醫院的骨科主任，專程派往哈格薩總醫院執行主題醫療計畫，某次與索馬利蘭的神經外科醫師共同進行脊椎重建手術，而這位醫師後來也到萬芳醫院進修學習脊椎手術一個月。

另一個例子是在史瓦帝尼，當地只有一般內／外科，來自不同國家的團隊便會協助培訓，進行專科醫學教育，例如：骨科、泌尿科、神經科或婦產科。

北醫附醫教學部主任葉篤學會在史國擔任教學團團長，當時就與ＴＬＣ

（The Luke Commission）、無國界醫師組織合作培訓專科醫師。TLC是由一對美國夫婦創立，先生是小兒科醫師、太太是護理師，他們在二〇〇五年到史國，從一家小診所開始，迄今已成爲一所私人醫院，招募其他非洲國家的醫師爲當地民衆免費看診。

醫療團除了與TLC合作培育當地專科醫師，也一起合辦骨科急診工作坊，雙方合作頗爲愉快，後來TLC還曾另外提出合作計畫，邀請醫療團跟著他們的行動醫療車下鄉義診，只是醫療團礙於人力不足而未參與。「這是經過綜合評估後的決定，」葉篤學說明，「醫療團醫師下鄉義診的人次有限，但幫忙培訓當地醫師成爲專科醫師，未來這些醫師可以服務更多患者。」

與國內組織合作，創造雙贏

↓

除了與國際組織合作，北醫大體系也與國內組織合作，提供開發中國家

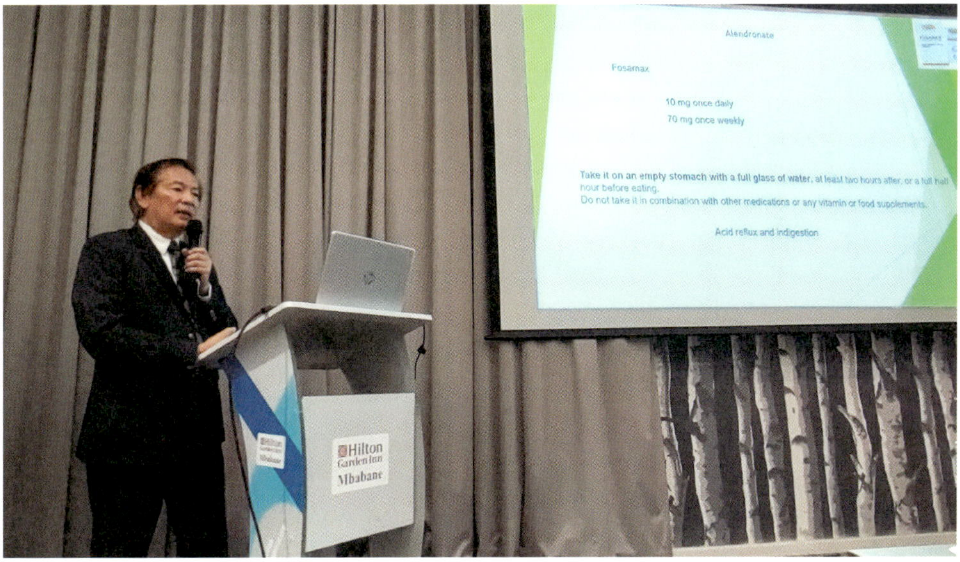
Alendronate
Fosamax
10 mg once daily
70 mg once weekly
Take it on an empty stomach with a full glass of water, at least two hours after, or a full half hour before eating.
Do not take it in combination with other medications or any vitamin or food supplements.
Acid reflux and indigestion
Hilton
Garden Inn
Mbabane

除了提供醫療協助，北醫大海外醫療團也扮演當地醫療人才培訓的角色，圖爲史瓦帝尼骨科研討會。

各種不同援助項目，國合會的技術團就是一例。

國合會成立於一九九六年，以協助友好或開發中國家經濟、社會、人力資源發展，增進與友好或開發中國家間經濟關係，提供遭受天然災害國家或國際難民人道協助爲己任。針對夥伴國家，國合會可依其需求進行援助計畫，包括：農業、公衛醫療、教育、資通訊、環境等領域，目前駐外團隊與專案計畫等遍布亞太、亞西、非洲、中南美洲及加勒比海地區共三十二國。

不可諱言，同樣來自臺灣的團隊，在異國他鄉的合作與溝通相對比較順暢。

「農技團的營養師是我很重要的夥伴，」致力推行馬紹爾社區健康生活計畫的徐韻婷指出，農技團的營養師是社區唯一的營養師，社區健康生活計畫在爲居民設計健康食譜或烹調示範時，必須經過營養師確認營養成分，營養師也會提供衛教資訊，甚至共同參與這項計畫的規劃及內容調整。

例如，以往在社區進行推廣活動時，是由計畫成員示範健康飲食的烹調，居民試吃後，再由他們自己回家烹調；隨著社區健康生活計畫進入第三期，徐韻婷與營養師一起腦力激盪，改以徵求社區自願者上場實際烹調示範，因爲「經過實地操作，社區民衆才會比較有印象。」

保持中立，合作但不參與角力

↓

醫療團與國際組織合作是相輔相成，但在國際醫療場域有多年實戰經驗的祁力行也深知，這些開發中國家其實是許多國際組織展現實力與權力的場域。

他舉例，史國的史京醫院有一個愛滋病特別門診，係由美國某單位設立，門診資料直接由該單位蒐集回美國進行統計分析，醫療團無法直接取得，如果要索取資料必須經由該單位同意。

換言之，醫療團不能踩到其他組織的地盤。

索馬利蘭也不例外。像是醫療團原本在慢性病防治與SAHA有不錯的合作模式，但二〇二四年出現另一個來自英國且經費較多的國際組織，也想「插旗」當地慢性病防治。

這個英國國際組織夾帶雄厚資金，在哈格薩總醫院另外開設新的慢性病防治門診，招聘SAHA原本的門診醫師到新開立的門診。當時，SAHA曾向索馬利蘭衛生單位與該組織提出合作計畫，但無疾而終，勢單力薄的SAHA只能黯然退出哈格薩總醫院的慢性病防治門診。

在首都無立足之地，SAHA轉而在索馬利蘭其他城鎮成立慢性病防治門診，醫療團隨即捐助部分血壓計給該門診，擴大我國在該國醫療援助的幅員。

至於在哈格薩總醫院，醫療團並不介入雙方角力戰局，選擇保持中立，繼續與這個來自英國的國際組織合作，同時將眼光放在未來，規劃子宮頸癌防治計畫、派駐婦產科醫師，希望未來跟其他新的國際組織能有義診方面的合作機會。

在國際現實下，醫療團與不同國際組織的互動，設法保持合作而不角力的立場，也是醫療團讓自己能夠發揮更多影響力的永續之道。✚

態度對了，事情才能做對

國際醫療援助不只是單向的技術輸出，更是一場跨文化的深度對話。

北醫大體系派遣海外常駐醫療團已行之多年，與夥伴國建立起一套系統化的合作模式。

以萬芳醫院爲例，早在二〇〇六年，就加入國合會的國際醫療合作策略聯盟，配合政府政策進行國際援助；二〇一〇年，萬芳醫院與聖多美普林西比衛生部簽約，開啟第一個國際醫療服務，直到二〇一六年兩國斷交爲止；接下來，還有史瓦帝尼「癌症早期診斷及治療計畫」，以及越南、緬甸等國家，在國際醫療服務的經驗相當豐富。

然而，面對嶄新的合作夥伴，種族、宗教、文化與地理環境不同，初期仍難免有所磨合與折衝，但是爲了讓國際醫療援助順利推動，還是必須設法打破成見，讓彼此能夠進一步交流。萬芳醫院與索馬利蘭哈格薩總醫院的合作，便是一個值得參考的範例。

相互磨合，度過摸索期

↓

索馬利蘭位在非洲之角的東北部，與衣索匹亞、索馬利亞接壤，是一個未受國際普遍承認的國家。哈格薩總醫院是該國最大的公立醫院，派有我國在非洲唯二的常駐醫療團。

我國與索馬利蘭並沒有實質外交關係，但在二〇二〇年十月，政府宣布與索馬利蘭互設官方性質的代表處，在公共衛生、資通訊、農業及教育等領域推動雙邊合作計畫。

到了二〇二一年六月，雙方政府又增加合作模式，先由兩國政府簽署「醫療合作協定」，再由我國外交部與北醫大簽訂「索馬利蘭醫療服務計畫」

委辦合約，由北醫大督導萬芳醫院執行。

爲了解索馬利蘭需要哪些醫療需求或公共衛生計畫，萬芳醫院於二〇二二年七月派出由兩位專科醫師、兩位護理師組成的先遣團，前往哈格薩總醫院，展開爲期三個月的深度評估及各項醫療資源現況考察，訪談了哈格薩總醫院的醫師及行政人員；同年八月九日，萬芳醫院與索馬利蘭衛生部舉行公開合作儀式，爲往後五年的醫療提升計畫揭開序幕，並在十月正式派駐醫療團進入哈格薩總醫院。

駐地醫師無用武之地

↓

在爲期三個月的深度評估與現況了解後，萬芳醫院與索馬利蘭達成兩個執行計畫的共識：「主題醫療」與「雙方醫療交流」，並採滾動式調整的方式進行。

原以為萬事俱備，沒想到，醫療團初期在哈格薩總醫院駐診意外地不順遂。

首先面臨的，是駐地醫師人力派不上用場的問題。

索馬利蘭是穆斯林國家，基於宗教因素無法避孕，一個月的新生兒人數就相當於萬芳醫院一整年的新生兒數，而且當地婦女若不是遇到難產的狀況，幾乎不會選擇進醫院生產，因此某方面來說，當地婦產科醫師的技術是經過一次次實戰經驗鍛鍊出來的，「他們處理疑難雜症的經驗，遠比臺灣醫師還要豐富，」萬芳醫院事業發展部主任陳晉誼說。

偏偏，一開始，萬芳醫院派遣一位年輕的婦產科主治醫師前往哈格薩總醫院長期駐診，而且儘管都是婦產科，但他擅長的是治療中年婦女疾病，在索馬利蘭英雄無用武之地，短短三個月就鎩羽而歸。

「北醫大體系在史國有常駐醫療團，但即便同在非洲，風俗民情也各異，」陳晉誼指出，史國是基督教國家，經濟條件相對其他非洲國家較好，民風也相對開放自由，但索馬利蘭民風較為保守，生活條件也沒有史國那麼好，甚至有些派遣過去的醫師適應不良，回國後也多所抱怨。

經一事、長一智，「我們調整了派駐醫師的條件，除了專業以外，也要能有適應艱困環境的心態，」陳晉誼語重心長地說。

還有一個特殊現象是，當地外科醫師習慣自備開刀器械，裝在手術包裡隨著醫師移動，而非由醫院統一集中管理，所以如果臺灣醫師要跟當地醫師一起做手術，可能面臨沒有器械可用的窘境。

巧婦難爲無米之炊，將士出戰卻沒有刀槍，如何是好？

「後來是從臺灣寄送或在當地採購所需器材，才確保手術順利進行，」陳晉誼談到，種種現象，都與醫療團成員們在臺灣醫療現場的經驗大不相同，唯有深入當地才能了解，也因此雙方都經過一段時間，才逐漸適應彼此不同的醫療經驗。

哈格薩總醫院是公立醫院，醫療費用便宜，導致門診塞滿病人，但看診空間並不大，醫療團的醫師若要在醫院駐診，就會占用當地醫師的空間，所以院內臨床醫師其實不太喜歡其他醫師在那裡看診。所幸，憑藉臺灣醫師的實力，還是可能讓情況變得不一樣。

用不逃避的態度贏得信任

↓

索馬利蘭路面不平，加上多數人不太遵守交通規則，導致車禍意外較多，連帶使得骨科開刀需求量較大，萬芳醫院的骨科醫師得以發揮所長，在當地就有很不錯的評價。

然而，這並不代表醫療團在骨科治療上就一切順遂。骨科手術有三項常用裝備——移動式X光顯像儀、鉛製防護衣及骨科牽引床，但是在哈格薩總醫院開刀房，這三樣設備都不足，對醫療團隊形成一大考驗。

曾經，哈格薩總醫院收治了一位車禍受傷導致下肢骨折，即將接受骨折開放復位內固定手術的病人，但是由於院內防護設備不足，醫護人員在手術中可能吸收過多輻射劑量，因此在開刀前，主刀醫師阿布杜拉希德（Dr. Abdirahid）建議，萬芳醫院醫療團團長、骨科主治醫師陳俞志毋須一起參與這場手術。

但陳俞志笑笑地回說：「True brotherhood is to share everything. Including the high dose of radiation!」（眞正的兄弟情誼是分享一切，包括高劑量的輻射）。

最後，陳俞志與兩位索馬利蘭醫師一起順利完成這場手術，病人出院後回診時，看到X光片顯示預後良好，開心地對醫護人員豎起大拇指。

就這樣，設備有限固然造成局限，但認眞、負責、不逃避的態度，卻在無形中贏得當地醫師的信任，讓未來的合作更順暢。

之後，陳俞志更在當地醫院完成索馬利蘭開國三十多年來首例的膝關節鏡手術，醫療團也在短短三個月內，就跟當地骨科醫師及團隊建立了深厚的革命情感，陸續協助哈格薩總醫院外科開刀病房提升品質，並請麻醉科醫師協助指導如何安全進行麻醉，骨科也成爲哈格薩總醫院裡最積極主動與醫療團合作的科別之一。

以交朋友的心態談合作

↓

經過一年多的磨合，爲讓醫療團所作所爲能更符合當地需求，萬芳醫院以院長劉燦宏爲首，組成一支包括副院長江振源在內的考察小組，於二〇二四年五月前往索馬利蘭，親自拜訪該國政府官員與哈格薩總醫院，進行溝通與了解。

這並非江振源第一次踏上索國的土地，早在二〇〇六年與二〇〇七年，他便曾經因進行結核病防治計畫而前往索馬利蘭，對於那裡並不陌生，關於如何讓彼此的溝通、互動更有效率也頗有一番心得。

「醫療團應該要以互相學習或交朋友的態度來跟新夥伴交流，」由於醫療團是在哈格薩總醫院駐診，雙方接觸最頻繁，因此江振源說，「第一個要溝通的對象，就是哈格薩總醫院院長歐斯曼（Dr. Abdirahman M. Osman）。」

「我們要以喝咖啡、交朋友的態度來談合作，而不是高高在上、我來指導你的態度，」江振源認爲，面對任何國際合作，我們應該要學會先跟對方交朋友，讓彼此能夠對話，接下來再一起討論後續要進行的計畫，並且要以對方的需求爲主，這樣的合作才會愉快、順暢。

他舉例，哈格薩總醫院雖然設備不齊全，但骨科醫師以傳統方式開刀還能開得很好，這一點就讓萬芳醫院的骨科醫師相當欽佩，「所以，最重要的還是那句話，我們不能用『自己最厲害』的態度去指導別人，像我們醫師這樣的態度就對了！」

抽絲剝繭，找出可行方案

客觀來看，哈格薩總醫院的醫療設備仍是缺乏，因此，醫療團的任務之一就是在了解需求之外，同時因應現實狀況，與院方共同找出可行方案。

譬如，醫院雖然有呼吸器設備，但卻沒有使用，也沒有加護病房，感染肺炎的病人無法有完整的呼吸照顧，可能因呼吸衰竭而喪命；反之，如果有呼吸照護，治療好感染後，提供呼吸器支持，病人就可望存活下來。因此，針對這個狀況，醫療團開始抽絲剝繭找原因。

「爲何有呼吸器卻沒有使用？」江振源詢問哈格薩總醫院。

「我們不會使用呼吸器，」院方回覆。

「雖然不會用，但既然已經有了設備，對未來有什麼目標規劃？」他進一步探詢院方接下來的想法。

一來一往間，江振源得到的答案是：哈格薩總醫院想要發展呼吸照顧的醫療。

透過交流，醫療團得知院方接下來的發展規劃，進而共同形塑出短期可達成的目標，例如：設定非侵入性的呼吸治療——正壓呼吸器（BiPAP），只要戴上呼吸面罩，給予呼吸支持，雖然無法救治所有病人，但至少可以救助一部分呼吸衰竭的病人。

追根究柢，解決深層需求

↓

另一個棘手的問題是，醫療團初期被當地醫院的醫師批評「沒有作用」，這對我國醫療形象而言是一大傷害。

江振源找到這位批評者，「不是要跟他對質，而是進一步了解爲何會有這些激烈言論。」

原來，這位醫師是索馬利蘭唯一的病理科醫師，會到處抱怨醫療團沒有提供試劑等問題，對醫療團頗多不滿；而再進一步深入交流後，得知對方很有興趣精進病理科的專業知識，醫療團決定雙管齊下，解決問題。

一方面，在工作需求部分，江振源直接詢問他，是否曾跟院長歐斯曼提過試劑需求，表明願意協助他讓院長了解爲什麼無法提供充足的試劑，並請他將院內與病理科相關的需求彙整提出，跟院長報告以確保實驗室中的病理耗材不會斷炊。

二方面，在個人自我成長需求部分，江振源詢問對方，是否想進一步學習病理科知識，在確認對方意願後，安排他先透過遠距學習，再到萬芳醫院進修。

這樣的做法，讓那位病理科醫師的工作與自我成長需求都能獲得滿足，對醫療團的觀感也從以往的抱怨連連轉爲抱持正面態度。

從援助到並肩同行

為了能符合當地不同科別的需求，除了長期駐點的三位醫師，二〇二四年九月起，萬芳醫院另外增派院內資深醫師到索國進行短期交流。

但，這又衍生出另一個問題：資深醫師在國內可能身兼醫療、教學、研究多重任務，若離開太長時間，可能影響原有工作進度。

因此，萬芳醫院調整資深醫師的駐點時間，改爲每次一週或兩週，也就是在常駐的固定醫師之外，再搭配資深醫師短期駐點，像是骨科、神經內外科、急重症科、耳鼻喉科、胸腔科等科別的資深醫師，都曾短暫停留在哈格薩總醫院，讓該院醫師見識到臺灣精湛的醫療水準，同時也不致影響資深醫師既有的工作。

跨文化合作，尤其是全新的夥伴國，初期難免有些磨合期，如果沒有良好的溝通態度，可能會鬧得不歡而散，並非各方所樂見。

所幸，憑藉北醫大體系的經驗傳承，萬芳醫院在索馬利蘭把握了國際醫療援助的基本原則，以誠意與善意溝通，站在對方的立場思考，以交朋友、誠懇的態度，從援助的角色走向與夥伴攜手克服挑戰，讓醫療交流更順暢、深遠。

熱血行動

3

主動出擊，助友邦建立自助之力

國際情勢瞬息萬變，醫療援助計畫可能因此受阻，
因此不能只「給魚吃」，更重要的是「教釣魚」，
唯有建立起受援助國家自助的力量，
才是解決在地問題，爲當地國民打造更好環境的根本之道。

↓

協助建立實習醫師及國考制度

有一句古老諺語是這麼說的：「授人以魚，不如授人以漁。」對受助者來說，給予漁獲或許能解燃眉之急，滿足即時需求，處理當下的溫飽問題，卻容易治標不治本，無法取得長久效益。

相反地，「授人以漁」是指教導他人如何捕魚，學會方法之後，能令受助者終生受用，即便援助資源不再，也能自力更生，找到出路。

北醫大體系協助政府執行國際醫療計畫，除了回應各方需求，完滿達成任務之外，更重要的是，希望協助受援國建立起良好的醫療體制與環境，能持續守護當地居民的健康。

史瓦帝尼是我國目前在非洲碩果僅存的邦交國，其醫療制度沿襲殖民時期母國英國的做法，是由中央預算支出的公醫制，病人只需要支付極少的費用就可到醫院看病。

醫療環境不佳的關鍵因素

↓

然而，史瓦帝尼急重症醫療能力不足，醫院設備器材不夠進步，而且缺乏自行維修的能力，藥品和檢驗試劑也常臨時缺貨而斷炊。即便有王母基金會的協助，可轉診難治病人至鄰近的南非治療，但卻常因延誤而效果不彰。

另一方面，史瓦帝尼的醫療人員也明顯不足。根據二〇一八年統計，全國人口約一百二十萬，登錄醫師卻只有三百三十人（包括臺灣和古巴醫療團醫師約三十人），本國籍醫師約占三成，其餘大都是受到史國薪資較優渥的磁吸效應，由鄰國前往史國從醫的外籍醫師。

深層探究，史瓦帝尼醫療環境無法提升的關鍵因素，是醫護人才不足且養成不易。

雖然史瓦帝尼有醫學院，卻未設置醫學系，每年培養超過兩百位畢業的護士與助產士，而本國籍醫師都是畢業於國外的醫學院，且以英制七年課程爲主，通常在學期間已完成兩年見習醫師、一年學生實習醫師（Student Intern）的臨床經驗，返回本國後，當兩年實習醫師即自動取得醫師就業資格，因此史瓦帝尼並未設置國家醫師執照考試制度。

北醫附醫接手臺史醫療合作計畫

↓

二〇一二年，時任總統馬英九訪問史瓦濟蘭（注：二〇一八年該國依照班圖語改名爲史瓦帝尼）後，有感於該國醫師人力短缺、醫療水準有極大改善空間，於是開辦學士後醫學系醫學專班，每年提供四十個全額獎學金名額給史瓦帝尼在內的邦交國學生就讀，該專班由義守大學承辦，而這也是義守大學首次招收醫學系學生。

此政策立意良善，但卻在上路後發現諸多問題。

首先，爲了要快速補充邦交國人力需求，選用學士後醫學系制，醫學生只要四年就能完成學業，並未規劃見習和實習課程，直接讓畢業生返國實習，沒有在臺進行第五年實習課程，畢業生返國後常被發現臨床經驗極爲不足，無法承擔實習醫師任務。

再加上，邦交國也無力做好實習醫師訓練工作。以史瓦帝尼爲例，二〇一七年開始有畢業生自臺灣返國，與此同時，每年還有約二十名醫學系畢業生從南非、中國、俄羅斯、烏克蘭、古巴等國返回史瓦帝尼，使得該國在同一時間必須接受大量實習醫師，既無法提供適當實習場所，也難以提供相對應的就業機會。

二〇一八年，時任總統蔡英文出訪史瓦帝尼後，希望能加強雙邊醫療合作關係，推動臺史醫療合作計畫，以實習醫師教學及訓練、公共衛生研究、新建門急診大樓爲三大主軸，深入協助史瓦帝尼提升醫療環境。

臺北醫學大學附設醫院院長施俊明回憶，國家提供資源讓邦交國學生來臺灣學醫，原是出於一片好意，但受限於臺灣醫事法規定，無法在臺灣完成見習與實習課程，使得這群學生進退不得，猶如燙手山芋般。

究竟應該直接回到原學校——義守大學培訓？還是因爲北醫附醫跟史瓦帝尼合作醫療團計畫，直接由北醫附醫執行這項任務？「但這麼一來，可說是在史國醫療團原有的例行工作中另增加一項任務，是否足以負荷，也是個問題，」施俊明說。

山窮水盡疑無路，很多事情在一念之間改變後，就柳暗花明另一村了。而讓這個一念之間轉變成眞的關鍵人物，就是時任北醫附醫的院長陳瑞杰醫師（現任北醫大董事長）。

當時，總統蔡英文責令臺北醫學大學執行臺史醫療合作計畫，「當時的陳瑞杰院長和我，也毅然決定接受這個任務，主要考量除了這群外籍醫學生的未來職涯之外，國家也提供資源支持計畫執行，於是就義無反顧地接下後續培訓任務了，」施俊明說。

接下這項任務後，除了推動公共衛生研究及協助史瓦帝尼新建門急診大樓之外，北醫附醫在實習醫師教學及訓練計畫中，擬定兩個目標，一是讓所有醫學畢業生擁有完善的實習過程，並讓史國實習醫師制度化之外，也藉此建立起史瓦帝尼自己的國家醫師執照考試制度。

從無到有，建立制度最爲困難，尤其對一個不需要國考就能取得執照的國家來說，一個外來者要替他們建立實習醫師制度跟國考制度，可想而知，反彈力道有多大。

多方溝通讓彼此想法更接近

↓

施俊明回想，當時陳瑞杰院長帶隊到史瓦帝尼討論建立實習醫師制度一事，當地醫界十分抗拒，「設身處地來說，這種反彈也不無道理，因爲醫學生進入醫院實習，不僅增加院方工作量，培訓後，某個程度來說，彼此也形成一種競爭關係。」

表面上來看的確如此，但就長遠計，這是一條正確且該走的路。

北醫附醫團隊透過各種方式，讓史瓦帝尼醫界了解，這是爲了奠定國家醫療品質基礎而鋪路，希望藉此弭平危機感及不安全感。首先，北醫附醫邀請未來將主導制度執行的醫界單位來臺灣參訪，包括史瓦帝尼衛生部及醫師公會，讓他們實際觀摩及了解臺灣實習醫師及國考制度的運作狀況。

其次，是說之以理。與對方溝通建立制度的核心精神，在於提升醫療體系的品質，其關鍵正是人才與制度。制度的實施，並非增加當地負擔，更不是要搶走當地醫師的工作，「史瓦帝尼既然投入資源，讓學生來臺灣學習醫學教育，就是爲了留住醫療人才，唯有推動完善的制度，才有助於國家醫療環境的發展，」施俊明強調。

臺北醫學大學管理發展中心醫療發展組前組長許芝瑄則補充，在實習醫師與國考制度設計上，並非直接移植臺灣既有制度，而是與史瓦帝尼醫界團隊討論如何規劃符合在地需求及文化的制度，並尊重當地醫師的訓練模式。

透過溝通、展現誠意，經由實際考察讓對方疑慮盡消，終於答應配合建

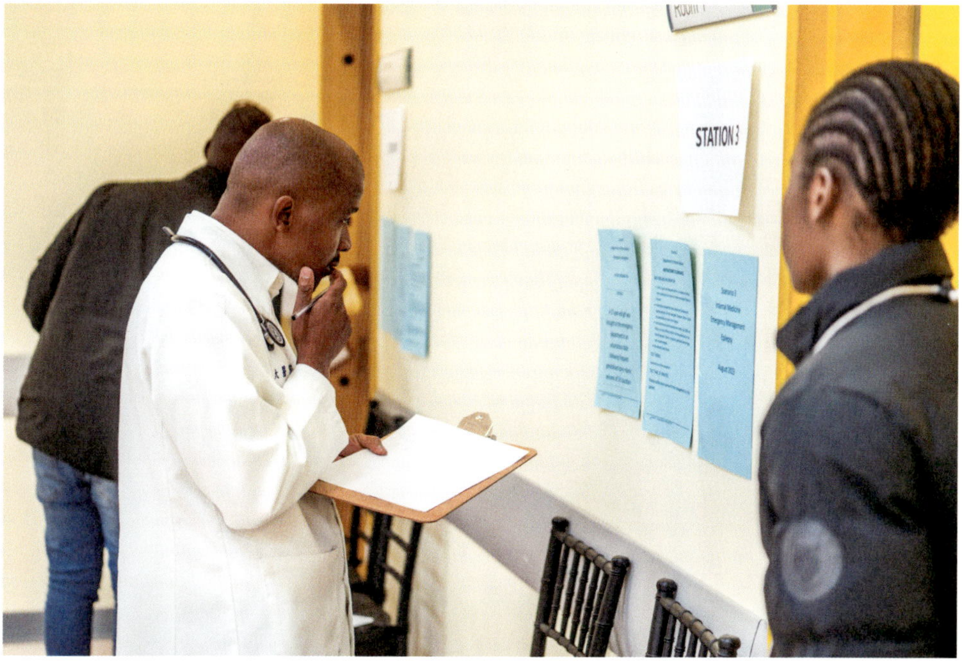

北醫附醫藉由實習醫師教學及訓練計畫，建立起史瓦帝尼自己的國家醫師執照考試制度。

立實習醫師及國考制度，邁出成功的第一步。

完整計畫提高可行性

↓

除了陳瑞杰與施俊明之外，另外一位推動該計畫落地執行的，就是北醫附醫過敏免疫風濕科專任主治醫師廖學聰。

在困苦環境中行醫，對廖學聰來說並不陌生。

一九七一年中華民國退出聯合國以前，政府曾多次以農業、醫療、基礎建設等技術支援友邦，希望能得到外交上的支持。廖學聰當時就曾經參與駐沙烏地阿拉伯王國醫療團，協助開辦該國首家平民綜合醫院，每天工作時數超過十四個小時已是家常便飯，還得奔波在病房、沙漠、油田火光間，醫療團合約期滿後，廖學聰因爲個人後續專科訓練規劃，不得不離開，當時沙烏地阿拉伯衛生部部長還特別從首都利雅德搭直升機前來挽留。

二〇〇九年，北醫大體系開始承辦史瓦帝尼王國醫療團。起初，團隊缺額總是補不齊，醫療團功能大受限制。二〇一一年，時任北醫附醫院長陳振文問廖學聰，是否願意到史瓦帝尼服務。當時，廖學聰天人交戰，考慮究竟是要留在臺灣？還是離開相對穩定的環境，到世界上愛滋病、肺結核最猖獗的國度行醫？

後來，廖學聰心底出現一個聲音：「施比受更有福」，於是決定前往史瓦帝尼。從首都墨巴本政府醫院（Mbabane Government Hospital）病房開始，進行第一線醫療服務，也開辦免疫風濕病專科門診，籌辦偏鄉義診，並規劃臺史醫事交流訓練等。

起初兩、三年，當地每天都有人因爲愛滋病而殞命，就算是一般門診病人，也時常因爲藥物缺乏而使病情停滯不前。

所幸美國、歐盟開始捐助愛滋病和結核病用藥，使得這兩種疾病的盛行率受到控制，死亡率也明顯下滑。此外，北醫附醫團隊也窮盡各種可能管道購買藥物，並免費提供門診病人使用。更重要的是，當地醫師在北醫附醫團隊的協助下逐漸培養診斷能力，甚至可以治療自體免疫性疾病，而廖學聰直到二〇一七年才從史瓦帝尼返臺。

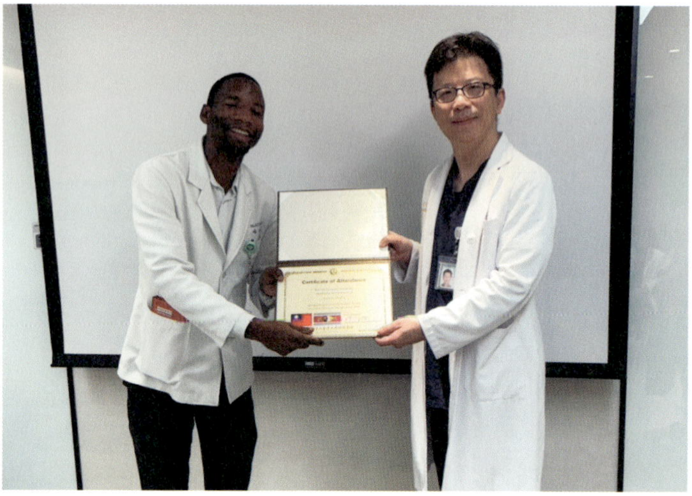

史瓦帝尼投入資源，讓學生來臺灣學習醫學教育，圖為史瓦帝尼醫師來臺代訓結訓典禮。

二〇一九年四月，史瓦帝尼衛生部部長恩科希（Lizzy Nkosi）接受北醫附醫邀請，訪臺觀摩實習醫師及國考制度，由對史瓦帝尼熟稔的廖學聰進行簡報。

簡報中詳細說明北醫附醫團隊協助推動實習醫師制度的計畫，包括：學士後醫學系醫學專班的臨床經驗，主要是透過畢業後訓練兩年得來，臺灣將派團赴史瓦帝尼開設密集引導課程、實習前測試、每週臨床討論會、不定期研討會，實習醫師生活津貼也由臺灣提供。在北醫附醫團隊的完整規劃下，獲得恩科希部長同意。

後來，廖學聰又和兩位醫師帶著訓練計畫方案到史瓦帝尼衛生部、醫師公會、各實習醫院、各重要科室等相關單位進行簡報，雖然一開始有雜音，但經過十多場以上的溝通、協調，總算讓此計畫得以繼續推進。

前進史瓦帝尼讓計畫落地生根

↓

二〇一九年六月，肩負重責大任的北醫附醫臺史醫療合作計畫教學團正式成團出發，團員包括廖學聰與另外兩位醫師、一位行政人員、一位資訊工程師，還有北醫分子寄生蟲暨熱帶疾病學科教授范家堃，也隨團負責公共衛生研究。

教學團先規劃一個月的引導課程，打好實習醫師們的基本功。廖學聰猶記得，當時很多實習醫師連病歷都不會寫，所以得從病歷寫作、理學檢查、基本臨床技術、檢驗數據判讀、心電圖判讀、X光判讀、實際病房臨床看診、重要當地疾病、病案報告等手把手密集引導，「課程非常緊湊，即便是中午休息時間，也要拿來做臨床技能練習。」

「北醫的醫師們嚴謹、認真，能與他們合作，我覺得自己很幸運，」完訓醫師祖魯（Lindinkosi Zulu）觀察，雖然很辛苦，但經過引導課程後，更有自信面對實習時的種種問題，和病房護士及醫師的協作、溝通也更順暢。

另一位完訓醫師瑪芙修（Siphelele Mavuso）則觀察，北醫醫師很有學問，而且對待工作的態度相當認真，喜歡團隊合作，眾人目標只有一個，就是把患者的病治好。

在北醫附醫教學團邊做邊調整的步伐下，史瓦帝尼實習醫師的訓練流程也持續優化進步。廖學聰指出，有幾位從其他國家習醫返國的畢業生，也來參加北醫附醫教學團所籌辦的引導課程，並向史瓦帝尼衛生部回報獲益匪淺，促使史國衛生部決定，日後臺灣教學團離開之後，所有實習醫師仍須先參加引導課程，才能分發實習。

教學相長，彼此都獲益匪淺

↓

就在引導課程逐漸建立口碑的同時，北醫附醫教學團也透過每週實習醫師討論會，讓實習醫師能參與個案報告與討論、專題演講、臨床影像判讀、臨床藥理討論等活動。只不過，廖學聰印象深刻，起初幾個月，他們老是為了會議室煩惱，因為即便事先登記還是會被占走，幾經溝通仍無效果。

然而，就在參與討論會的實習醫師漸漸發現，這項機制對他們幫助甚大後，便開始對醫院表達強烈意見，這才使得每週實習醫師討論會成為醫院重要學術活動，每場平均都有超過二十個來自不同國家畢業的實習醫師參與。

此外，北醫附醫教學團也在史瓦帝尼當地舉辦各種研討會，邀請全國

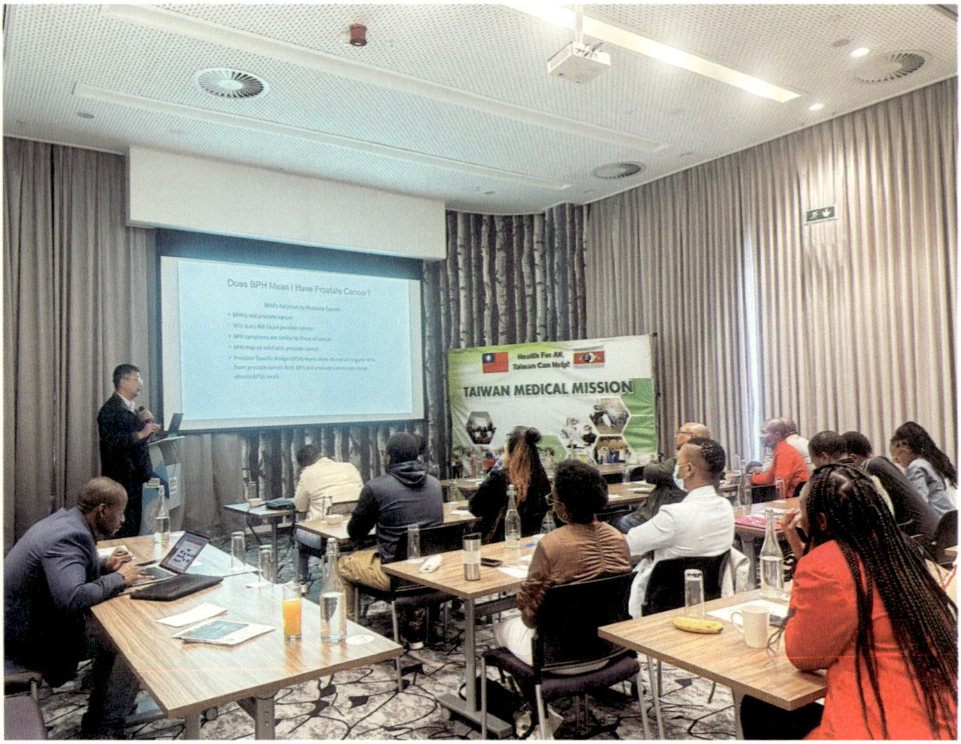
Does BPH Mean I Have Prostate Cancer?
Health For All,
Taiwan Can Help!
TAIWAN MEDICAL MISSION

北醫附醫教學團在史瓦帝尼舉辦各種研討會，分享專業知識，讓當地醫師能持續進步，圖為泌尿科研討會。

實習醫師、住院醫師參與，就小兒科處方、臨床藥理學、神經常見疾病、非傳染性疾病、電腦斷層判讀、外科急診處理、高級心臟救命術（Advanced Cardiac Life Support, ACLS）、各種超音波檢查、剖腹產技術等專業性課題分享知識，讓醫師能持續進步。

甚至醫院各科晨會查房，教學團成員也參加。廖學聰指出，一般是以客卿立場加入，增加溝通、了解患者狀況，並提出適度建議。

關注癌症的完訓醫師坦吉兒（Nhlabatsi Mbali Tandzile）表示，過去史瓦帝尼早期篩檢、早期治療、後續追蹤的觀念並不普及，但她從北醫附醫教學團學到相關概念後，就一直積極將其落實在日常看診中，也對減少該國的癌症死亡率大有幫助。

祖魯則認爲，北醫附醫教學團的醫師們不只帶來豐富的專業知識，更影響他做人處事的態度，譬如全心全意認眞照顧病人，而且不能自滿，必須持續進修、學習新技能，都是北醫附醫教學團每天以身作則的實際行動，影響他的行醫哲學。

種種觀念和技術的進化，也讓史瓦帝尼實習醫師更能處理棘手狀況。坦吉兒猶記得，實習期間，曾有一位二十五歲的年輕男子被送來急診室，其頭部遭尖銳物體打傷，腦部組織外露，而且生命體徵正在下降。

進行急救時，所幸坦吉兒曾在北醫附醫教學團培訓課程中學過高級心臟救命術，並對患者施以ABC急救術（氣管、呼吸道、循環），在患者失血過多的情況下，插了兩條大號靜脈管迅速爲他輸血，爭取到黃金時間的同時，還請來資深醫師支援，最終不僅穩定患者情況，更由神經外科醫師爲患者進行顱骨修復術，「病人得救了！而這對我來說，也是非常有意義的經歷。」

建立國考制度

除了建立起實習醫師的訓練制度，教學團也協助建置史瓦帝尼國家醫師執照考試制度。值得一提的是，在北醫附醫教學團對史瓦帝尼醫界介紹臺灣三個階段的國家醫師執照考試辦法時，引起史瓦帝尼國家醫師公會（Eswatini Medical and Dental Council）的興趣，主動表示希望到臺灣參訪觀摩。

實地參訪後，醫師公會內部討論，決定開辦國家醫師執照考試，以因應世界潮流，確保醫學畢業生的素質。

由於北醫實習醫師均須通過畢業生技能測試（Objective Structured Clinical Exam），史瓦帝尼醫師公會便委託北醫承辦第一、二次的畢業生技能測試，並請南部非洲發展共同體（SADC）地區醫療協會所在地的辛巴威大學（University of Zimbabwe），協助每年舉行兩次國考，分爲筆試和畢業生技能測試兩階段，前者通過後才能參與後者。

直至史瓦帝尼醫師公會慢慢熟悉試務後，各種考題都由他們的考試委員出題，而在地的臺灣醫療團、教學團專科醫師則協助擔任考官。試務經費方面，則由臺灣贊助六年後，改讓史瓦帝尼自行編列經費或向考生收費的方式，以維持國考機制運作。

經過一番努力，史瓦帝尼衛生部和醫界不僅接受實習醫師培訓與國考制度，正式施行後更是讚賞有加。而根據歷年考試結果顯示，考試通過率約七成五。

八十九位義守大學訓練的畢業生，截至二〇二四年七月爲止，有三十二位仍在實習，五位已過世或離境，其餘五十二位均已通過國考、拿到執照，而且絕大多數已經執業。至於原本在其他國家接受醫學教育訓練的醫師，若想到史瓦帝尼行醫，也必須通過國家考試，這項制度已經成爲史國提升醫療人才的基本評鑑方式。

培養當地師資，創造人才活水

↓

不僅推動實習醫師及建立國考制度，北醫附醫也協助史瓦帝尼培養當地師資，創造人才活水。過去，史瓦帝尼受到師資不足、設備缺乏、網路基礎設備落後的影響，沒有住院醫師訓練制度，也沒有專科醫師養成計畫，使得醫師缺少施教機會，醫療師資嚴重不足。

於是，北醫附醫教學團運用引導課程、實習醫師討論會及研討會等各種場合，邀請史瓦帝尼當地的主治醫師和資深醫師前來教課、演講或擔任主持人，除了提供指導費，課後也個別致贈謝函及小禮物，提升他們授課意願。

若有臺灣醫療界專家來訪時，也會安排當地醫師進行專題演講，甚至邀請他們擔任國考考官、出題官，創造出人才正向循環的機制。廖學聰觀察，目前史瓦帝尼當地已經有十八位醫師參與此計畫，大幅提升在地教學能量，而他們的演講、授課內容，也深受學生歡迎。

從實習、國考制度到師資培育，北醫儼然爲這片醫療資源匱乏的大地注入希望與未來，不只帶給病人曙光，也增加在地醫師的光榮感。祖魯就以當地盛行的人類免疫缺陷病毒（HIV）爲例表示，不只從北醫附醫教學團學到知識，還一起走入偏遠社區做衛教、進行篩檢，讓他以與北醫合作爲榮。

而這種從基層醫療人員技術、觀念交流出發的國民外交，也在當地民眾心中建立極爲正面的印象。「如果你問史瓦帝尼民眾，我們的朋友是誰？第一個答案就是臺灣，」祖魯認爲，兩國交流帶來的正面效益，使所有史瓦帝尼民衆都雨露均霑，不少年輕一代更做起臺灣留學夢，也想爲改善當地公共衛生盡一份心力。

典範轉移：給魚也教釣魚

↓

許芝瑄回顧，起初國際醫療著重在提供援助國醫療服務，是因爲當地醫療較爲落後，醫師相對缺乏，加上醫院通常只有內科、外科、婦科、兒科四大科別，不像臺灣分成專科及次專科，若是當地醫師無法處理的病人，在醫療團協助與治療下，可以獲得不錯的醫療成果。

但從長期眼光來看，若一直仰賴他國醫師而不培養當地醫師，無法達到醫療永續的目標，一旦國際情勢有所轉變，好不容易建立起來的醫療成果極有可能回到原點。

在此考量下，醫療服務與培育醫師人才必須雙管齊下，唯有協助受援國家建立起醫療人才的培育制度，才是根本之道。

至於培育當地醫療人才有兩個方向。其一是醫師在職訓練，由於醫療團隨團醫師都是主治醫師，到當地無論是協同會診或者臨床開刀治療，都能提供寶貴建議與協助，就類似是當地醫師的在職訓練。

其二則是直接幫當地訓練醫療人才，譬如在臺灣完成醫學教育的畢業醫學生，囿於法規無法在臺實習，改由臺灣派教學團醫師前往史瓦帝尼，協助安排實習醫師的訓練，以及後續專業課程等。

雖然受限於資源，協助邦交國培育醫學人才的計畫暫告一段落，但藉此將援助工作深化到培育人才，可說是臺灣進行國際醫療工作時的一項典範轉移。

而爲期六年的教學計畫交出亮眼成績單，協助史瓦帝尼建立國家醫師執照考試制度，當地得以獨立培訓、認證合格的醫療專業人員，包含從臺灣畢業醫學生共有一百五十四名醫師通過認證，成爲雙方共同努力的最佳見證人，也爲史瓦帝尼的醫療環境奠定永續發展的基礎，展現北醫體系「Health for All and Taiwan Can Help」的理念。

這項教學計畫的成果發表典禮於二〇二四年十月二十七日於史瓦帝尼舉行，施俊明也特地前往參與，見證雙方深厚的邦交情誼。

當天，史國衛生部部長馬澤布拉（Mduduzi Matsebula）致詞時表示，雙方合作讓史瓦帝尼的醫學實習項目得以達成國際化標準，並在非洲及國際間廣受認可。「兩年的訓練期間，臺灣專科醫師傳授最新的醫學知識，非常感謝臺灣的協助，讓我們順利通過執照考試，成爲更好的醫師，」曾接受訓練的當地醫師赫拉特斯瓦約（Michael Hlatshwayo）提及。

這個制度的推手之一——施俊明，更是有感而發。他說：「臺史醫療合作在政府以及駐史瓦帝尼大使館的協助與指導下，包括派遣常駐醫療團隊、提供公共衛生教育、疫情緊急協助等，其中，協助史瓦帝尼建立國家醫師執照考試制度更是重點項目。」

施俊明也期許：「過去，史瓦帝尼有部分當地醫師認爲，行醫是加減賺錢的一份工作，但透過臺灣培育的新一代醫師想法已經變得不一樣，他們有使命感讓國家醫療變得更好，未來如果更有影響力，也可以進一步提升國家整體的醫療系統，」他更期盼，北醫附醫未來可持續深化與史瓦帝尼的醫療合作，提升當地醫學教育水平及醫療服務能力，建立起完善的醫療系統，全方位促進史瓦帝尼醫療的永續發展。

而在如此艱困環境下，依然堅持貢獻仁心仁術的決心，不只是一群臺灣人在外交困境下發展與邦交國民間醫療外交的努力，也彰顯出北醫醫療人員的毅力與奉獻精神，跨越語言與文化藩籬，感動一萬多公里以外的史瓦帝尼民眾。✚

從訓練中激盪出更多可能性

站在馬紹爾群島首都馬久羅（Majuro）的馬久羅醫院外頭，陣陣夾雜鹹味的海風從太平洋吹來。

二〇二四年十二月三日這天，中華民國總統賴清德特別造訪此處，了解雙和醫院在馬紹爾群島執行的國際醫療專案及雙方合作狀況，同時也聆聽馬久羅醫院外科醫師艾佛瑞（David Alfred）分享自己在臺灣接受醫學教學、住院醫師訓練的心得。

總統出訪團之所以在繁忙行程中特別安排至馬久羅醫院參訪，主要是因為臺灣與馬紹爾多年來在醫療領域上密切合作，臺灣甚至協助當地訓練醫師，爲人才培育制度打下基礎，更爲兩國邦誼奠定了穩固的根基及密切的連結。

臺灣與馬紹爾群島在人才培育上的合作制度始於二〇〇六年，當時臺灣與南太平洋友邦簽署《帛琉宣言》，希望推動臺灣和太平洋友邦的關係。

爾後兩國在二〇〇八年簽署備忘錄，並在馬紹爾群島首都馬久羅設立「臺灣衛生中心」，雙和醫院自二〇一三年承接此計畫，派駐醫護人員前往當地，藉由臺灣在衛生醫療領域的強項，深化和馬紹爾群島互動與合作關係。

藉由實習訓練加強臨床經驗

二〇一七年，雙和醫院開始協助馬紹爾群島在馬久羅醫院建置畢業生實習設施及課程。時任總統蔡英文在二〇一七年十月三十日訪問馬紹爾群島時，也見證「醫療實習計畫」與「醫療資訊系統」簽約儀式，當時馬久羅醫院正式升級為教學醫院，而來自臺灣義守大學的學士後醫學系外國學生專班馬紹爾籍醫學系畢業生，也將返國接受臨床實習訓練，由雙和醫院醫師協助指導。

曾赴馬紹爾群島指導實習醫師的雙和醫院國際醫療中心組長、婦產科專任主治醫師李浩觀察，當地醫療體系的最大挑戰是教育資源缺乏、沒有醫學院，更沒有專科訓練能力，導致專業人才不足，缺乏專科醫師和護理師。

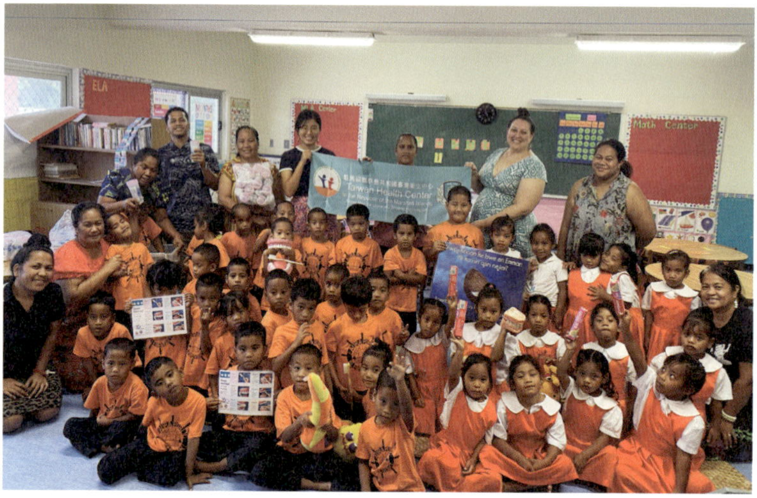

臺灣衛生中心參與馬紹爾群島衛生及教育等政府部門合作辦理的兒童早期療育發展計畫，推廣校園口腔衛生。

而且馬紹爾籍在地醫師多爲專案訓練，未曾接受過正式醫學教育及訓練，即便出國完成完整的醫學教育，還是需要返國接受實習訓練。此時問題就來了，返回馬紹爾的醫學系畢業生，由誰負責訓練？

基本上，馬紹爾當地醫院的醫師多聘自國外，特別是菲律賓籍，這群外籍合約醫師大多來來去去，對於改善當地醫療環境難免缺乏使命感，因此，難以借重外籍合約醫師的專業能力，爲馬紹爾籍醫學系學生提供持續性醫學在職教育。

爲此，當雙和醫院接手馬紹爾實習醫師訓練計畫時，經過頻繁綿密的溝通後，先是建置醫學教育委員會，做爲實習訓練計畫的評核委員，同時建立評核制度及規範。正式導入實習制度後，則由馬紹爾政府支付實習所需經費，雙和醫院每月派遣醫師到馬久羅醫院，提供不同專科教學和臨床指導。

完整實習課程訓練計畫

↓

評核制度與規範建立起來後，更重要的是實習課程的規劃。

李浩分享，雙和醫院替義守大學畢業實習醫師規劃的實習課程中，完整的訓練時間爲一年三個月，學生從義守大學返回馬紹爾群島後，會先進行三個月的橋接期，派遣他們至公共衛生部了解醫院系統及作業；橋接期結束後，便開始正式執行實習醫師訓練。

實習課程從四大領域規劃，分別爲內科十週、外科十週、婦產科十週、兒科十週，其他專科各四週共十二週（如皮膚科、眼科、耳鼻喉科）。

至於內科專科、外科專科，甚至其他專科，再由馬紹爾群島提出次專科需求指派。如：內科十週，分別爲心臟內科四週、消化內科四週、新陳代謝科兩週去完成。外科則以泌尿科四週、骨科四週及一般外科兩週之方式陸續完成。

此外，被派遣到馬紹爾群島協助執行實習訓練計畫的雙和醫院醫師，除了擔任實習指導教師外，亦提供看診、手術、住院及檢查等專業技術，學生能在過程中，更廣泛學習該專科領域所需的知識及技術。

實習醫師每一輪訓練結束後便會參加一次筆試，由三位雙和醫院醫師及當地醫師聯合出題，若未通過，再由醫教會決定學生於該科是否重修或需重修多久，所有科別結束後則會有一次大考。

大考分三階段，第一階段是評估訓練完整度，且每科是否達到及格七十五分以上標準；第二階段是筆試；第三階段是面試，醫教會會準備五本病例，由學生隨機抽選，必須在十分鐘內閱讀病例後，報告病患的診斷及治療過程，並前往病房視察病患，包含血液報告、影像判讀及身體診察等。

累積信任強化彼此合作

↓

以上考試及格後，實習醫師才能得到不分科醫師執照，在馬紹爾群島進行不分科醫師訓練至少一年後，便可選擇前往雙和醫院進行住院醫師訓練。住院醫師訓練以四年爲基準，只有特殊科別，如急診科或是病理科、放射科或家醫科等，才會是二至三年。

基本上，馬紹爾實習醫師與住院醫師的訓練計畫，並不屬於衛福部「駐馬紹爾群島共和國臺灣衛生中心計畫」的一部分，而是雙方累積了長久的信任基礎與合作關係後，由馬紹爾政府自行籌資提供訓練經費與住院醫師薪資，以提升國家醫療人才素質，並無固定名額，但必須要有臺灣醫學院畢業文憑，在馬久羅醫院完成臨床實習訓練，考取馬紹爾群島醫師執照的醫師，才能有資格申請到雙和醫院接受專科訓練，擔任住院醫師。

目前雙和醫院共協助培養五位馬紹爾群島籍住院醫師，其中一位已經畢業，選擇一般外科，就是在總統賴清德面前分享訓練點滴的艾佛瑞，另外四位則各自專攻心臟內科、泌尿科、急診科、婦產科。

翻轉觀念，制訂妥善治療計畫

↓

從小立志成爲醫生的艾佛瑞記得，孩提時期爺爺得了食道癌，卻因爲當地醫療資源不足，只能到夏威夷接受手術，讓他發願成爲一位醫師，幫助更多馬紹爾群島民衆。二〇一三年至二〇一七年，艾佛瑞來臺灣就讀義守大學學士後醫學系外國學生專班後，便回國接受一年的實習訓練。

「以前我們國家從來沒有針對醫學系畢業生提供正式的實習訓練計

畫，」艾佛瑞說，而這次由馬久羅醫院與臺灣的合作，讓他有機會跟著來自雙和醫院的專科醫師學習，也讓他在觀念與技術上增進許多。

實習過程中，讓艾佛瑞最訝異的，是臺灣醫師即使在如馬紹爾群島這種資源有限的國家，仍然可以進行很多手術，而且非常有效率，可在短時間內完成大量工作，「這讓我意識到，只要好好接受臺灣醫師的訓練，就能學習這些技術和工作方式，在患者送到醫院後，便可立即因應症狀做妥善診療。」

因此，艾佛瑞不只跟在臺灣醫師身邊學習，更積極爭取協作的機會。

記得有一次，有位馬紹爾群島政府官員因膽結石赴馬久羅醫院看診，雖然看似症狀輕微、病情穩定，但經過雙和醫院醫師的問診與檢查後，立即和該患者討論如何治療、同時轉診到外科手術取出膽結石，爭取治療時機，避免因爲延誤治療引發急性膽管炎、膽石性胰臟炎、阻塞性黃疸，嚴重甚至會引發敗血症。而這段成功經驗也帶給艾佛瑞極大的啟發，誓言要讓馬紹爾群島民衆面對當地最常見疾病——糖尿病時，能有更完善、妥適的治療。

根據美國一項發表於二〇二一年的研究，馬紹爾群島糖尿病盛行率爲三

○・五%，足足是全球平均九・三%的三倍多。

而艾佛瑞表示，身爲外科住院醫師的他，時常要面對各種因糖尿病而導致的足部問題，患者腳上會有難以癒合的傷口，到院時往往已無法完整控制病況，相當嚴重，因此必須即時做出準確判斷，進行妥善處理，所幸雙和醫院醫師爲他建立正確觀念，才得以救助更多受糖尿病所苦的病患。

健康促進融入政府政策

↓

另一個深受雙和醫院醫師影響的，則是「預防重於治療」的觀念。

雙和醫院醫療服務團除了在馬久羅醫院提供服務之外，也會派醫護人員前往當地社區、學校進行公衛教育，分享如何藉由改變飲食習慣與生活方式，降低罹患疾病的風險。

艾佛瑞感慨地說：「如果我國民衆能逐漸建立起這些正確的飲食與生活

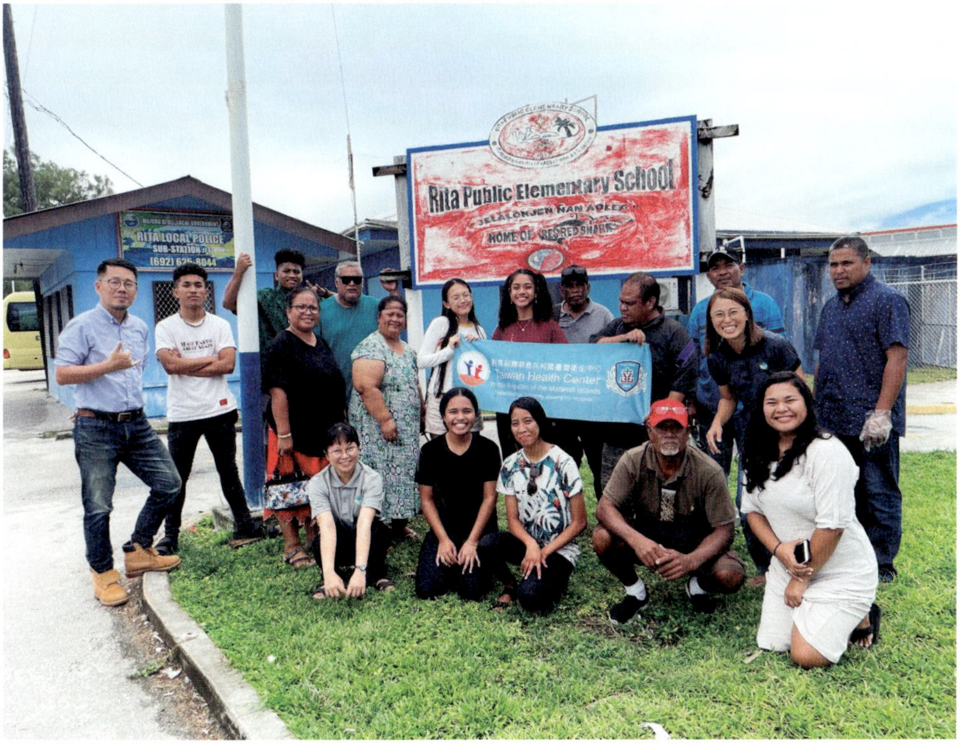

雙和醫院醫療服務團也會派醫護人員前往馬紹爾群島當地社區、學校進行公衛教育，分享正確飲食與健康觀念。

觀念，進一步採取預防措施，便不至於等到病重才來責怪醫師治不好他們。」

而比「建立疾病預防觀念」更重要的，則是把健康促進融入政府政策。

另一位代訓住院醫師希金（Francis Nicky Hicking）觀察，當醫師試圖說服民眾多攝取蔬菜水果、增加運動時，卻發現當地沒有公共運動設施，蔬菜水果的價格比菸酒更貴，即使醫護人員投入大量心力宣導，仍是事倍功半。

因此，在與雙和醫院專業的醫護人員互動間，不僅馬紹爾當地醫療機構，就連政府也看到當地糖尿病問題的嚴重性，從而決心透過各種策略，提升民眾預防觀念，以達到降低盛行率的目標。

注入最新醫療趨勢與發展

↓

除了專業醫療協助，雙和醫療服務團也經常帶來醫療新知與馬紹爾醫師分享，互相交流提升彼此的專業知識。

希金舉例，過去馬紹爾醫師在治療糖尿病時，通常會使用二甲雙胍（Metformin）藥物，除非患者有腎臟方面疾病或腎衰竭，才會考慮其他藥物。但他在雙和醫院醫師指導下，得知有一種新藥可同時控制血糖和血壓，還能防止心臟和腎衰竭。「以前我們治療糖尿病、心臟病、腎臟病，各自需要使用很多種不同藥物，如今只要一種藥就能解決很多問題，眞是了不起！」希金語調拉高地說。

希金也跟著雙和醫院醫師學習心血管超音波技術，了解如何使用超音波診斷心臟的結構性和功能性疾病，對判斷心臟病患者問題大有幫助，更有利於當地醫療團隊以最短時間找出解決方案。

另一位雙和醫院代訓醫師傑克（Cody Rumos Jack），學成畢業後先返回馬久羅醫院完成一年的臨床實習醫師訓練，之後便到雙和醫院進行住院醫師訓練。他坦言，因爲馬久羅醫院資源仍不足，所以能學到的技巧有限，在雙和醫院的訓練讓他得以提升並精進自己的專業能力，如放置中心靜脈導管（central lines）、切開術（cut-downs）、放置胸管（chest tubes）等。

讓他印象特別深刻的是雙和醫院的醫師都十分有耐心且循循善誘。傑克回想，醫師會手把手指導，等到他完全熟悉操作過程後，先讓他嘗試小手術，在大型手術中則會讓他負責手術後端處理工作，逐步精進手術技巧。

用醫療專業跟國際社會做朋友

↓

「這是很好的醫療外交典範！」李浩表示，藉由實習、住院醫師訓練支援，雙和醫院成功爲馬紹爾群島培養在地醫療人才。

由於「駐馬紹爾群島共和國臺灣衛生中心計畫」執行成效非常好，不但彰顯了臺灣在國際衛生援助的重要地位，也持續針對馬紹爾群島主要醫療衛生議題，如疾病治療、臨床服務、衛生教育推廣、人員訓練等，執行各項中長期計畫，進一步協助當地改善醫療衛生環境、提升醫療服務品質。

這種猶如堆積木般累積的雙邊關係，贏得馬紹爾群島民眾的敬重。艾佛瑞觀察，早期當地人並不了解臺灣，只認爲那是個偏遠的亞洲國家，但在臺灣衛生中心、實習與住院醫師制度的加持下，愈來愈多人認爲臺灣是個可靠的國際夥伴，爲解決馬紹爾群島醫療人才短缺的問題貢獻良多，因而對這個忠實的朋友有非常正面、友善的印象。

從醫療援助，逐漸深化到醫療人才的培力，不僅鞏固兩國外交關係，也讓更多馬紹爾群島有志之士有能力留在當地行醫，不再如過去只能仰賴斐濟、菲律賓等地醫師，足以徹底改變醫療人才不足的現象，讓未來世代居民生病時可能再也不用遠赴他國就醫，在自己的國家就能獲得完善專業的醫療服務。

了解文化差異，才能有效培力

二〇二一年六月，索馬利蘭與我國簽署「醫療合作協定」，由於北醫大體系擁有豐富的海外醫療團經驗，外交部便與臺北醫學大學簽訂委辦索馬利蘭醫療服務計畫之委辦合約，由北醫大督導萬芳醫院執行，於二〇二二年十月起，萬芳醫院將正式派駐醫療團前往索馬利蘭的哈格薩總醫院，展開爲期五年的醫療提升計畫。

在這項計畫中，除了協助臨床醫療服務，例如例行門診的診療、不定期下鄉義診之外，也希望能協助索馬利蘭培訓醫師，逐步建置起專業醫療人力，累積自主醫療能量，確保雙方的合作計畫結束後，當地醫師仍有能力持續協助在地居民，提供完善的醫療服務系統。

只是，在不同宗教、文化與風俗民情下，過程中難免出現需要解決的問題，但只要秉持著「不分你我，上下一心」的態度面對問題，就能找出解決之道，困境終究能夠迎刃而解。

協助索馬利蘭培育醫師人才

有別於國內沒有醫學院，如要從事醫療工作必須前往國外完成醫學教育後，返回國內取得醫師執照的史瓦帝尼，索馬利蘭雖設有醫學院，可以自己培養醫學人才，但培育的多半是一般科醫師（general practitioner, GP），如要取得專科醫師執照（medical specialist），還是必須前往其他國家進修。

只不過，索馬利蘭醫師的選擇性並不多，主要原因除了索馬利蘭目前不被大多數國家承認其地位之外，地緣關係加上物價考量，該國醫師多半選擇前往印度或埃及等國家，取得專科醫師執照。

臺灣醫療技術先進，是許多國家醫師從事短期進修、提升醫療技術的首選之地，加上臺灣與索馬利蘭簽訂了醫療合作計畫，協助索國培育醫療專業人才自然義不容辭，只是誰也料想不到，替索馬利蘭醫師申請來臺學習的行政程序，在一開始卻因爲一個說難不難、說簡單也不簡單的事情，卡關許久。

行政流程卡關，一招解決

↓

前索馬利蘭醫療團團長祁力行醫師分享，自二〇二四年年初，萬芳醫院醫療團籌備安排四位索馬利蘭籍的骨科醫師，前來臺灣進行培訓計畫，但由於該國屬於非英語系國家，當地沒有文字，姓名是用當地母語發音，再以英文單字拼寫而成。因此，索馬利蘭籍醫師護照上的姓名拼音，經常發生與醫師執照拼音不同的狀況。

這在當地或許習以爲常，不認爲會造成任何重大影響，但對於臺灣的醫事主管機關而言，審查申請文件時，如遇同一名醫師護照與執照名字不相符，就視爲不同人，即使僅一個字母之差，審查程序都無法通過，對於萬芳醫院檢附的申請文件只好予以退件處理。

其實，針對護照與醫師執照拼音不同的狀況，並不難解決。

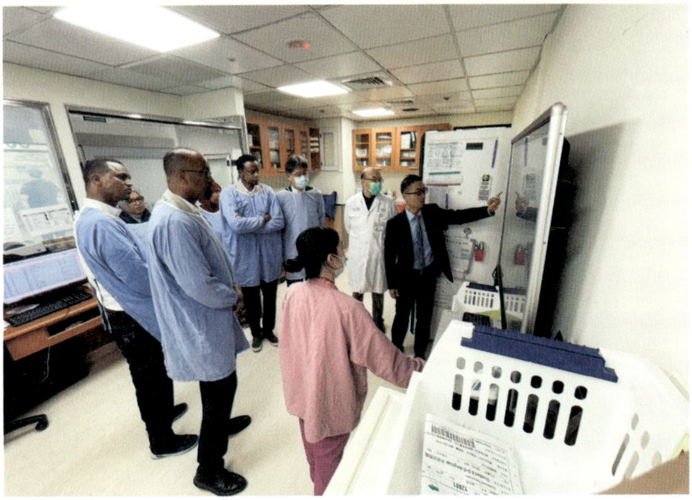

萬芳醫院安排索馬利蘭醫事人員來訪，了解臺灣醫療資源與設備。

萬芳醫院曾請索馬利蘭醫師自行向該國主管機關提出申請，統一兩份文件的姓名即可，但因爲需要自己跑流程、費用自理，加上索馬利蘭醫師並不認爲這會造成什麼困擾，於是不願意申請換照，最後只有一位醫師申請統一姓名成功。

由於雙方各有立場，各不退讓，立意良善的培訓計畫申請案就卡在第一道關卡，無法突破。

所幸，由萬芳醫院事業發展部管理師曾玉萍接手此計畫後，化被動爲主動，直接向臺灣醫事主管機關承辦人說明兩國文化不同的現況，並詢問如何解決醫師名字不一的問題，經過鍥而不捨的溝通後，承辦人員才鬆口提出解套方式：由索馬利蘭當地醫院出具公文，證明醫師護照與執照是同一人，即可接受辦理。

好事多磨，這一來一往間，光是第一關就費時約半年之久。

緊鑼密鼓籌備培訓計畫

↓

解決行政程序之後，更重要的是，索馬利蘭要派哪些科別的醫師來臺參加培訓計畫。針對這一點，雙方尊重彼此意見。

二〇二四年九月，萬芳醫院副院長江振源親自帶隊前往索馬利蘭，除了進行交流、了解萬芳醫院醫療團在當地執行計畫的狀況之外，也與哈格薩總醫院院方及醫師溝通人才培訓計畫的相關內容。

曾玉萍指出，在雙方簽訂的合作計畫書中，替哈格薩總醫院建立加護病房照護機制是執行內容之一，因此，相關科別的醫護人員培訓將被列爲重點項目。再者，由於索馬利蘭當地車禍頻傳，骨折患者衆多，特別重視骨科專科，所以規劃派遣四位骨科醫師來臺學習。另外，經過雙方溝通後，也有病理科醫師表達來臺進修的意願。

値得一提的是，胸腔內科主任李枝新醫師當時隨團前往索馬利蘭，除了親自指導當地醫師如何使用呼吸器、判讀胸部X光片，提升該院醫護人員對影像學的判讀能力，萬芳團隊也協助該院醫護人員，啟動其他單位致贈的呼吸器儀器，成功優化加護病房的呼吸器使用狀況。

此外，萬芳團隊亦將中心靜脈導管照護、血液動力學監測等臨床實作經驗，傳授給當地醫護人員，成功完成超音波引導下的肋膜腔積液引流術，也促使院方希望能派醫護人員來臺學習呼吸治療相關技術，達到善用院內醫療器材的目標。

最後，經過哈格薩總醫院院長面試後，決定派包括骨科、神經外科、心臟內科、一般外科、病理科醫師、呼吸治療師、護理師、醫檢師等十五位，加上五位醫院的高階管理階層，總共二十位人員，從二〇二四年九月底至十二月爲止，前往萬芳醫院接受密集的專業培訓。

因地制宜設計訓練課程

↓

由於索馬利蘭醫療水準與臺灣尚有一段落差，如何才能讓該國醫師能在短時間內，既提升本身醫療水準，也能實際發揮在臨床診療上，課程設計就顯得相當重要，因此萬芳醫院十分重視這次的培訓計畫，並詳細制訂一連串培訓課程。

以病理科爲例，萬芳醫院事業發展部主任陳晉誼分享，病理科是萬芳醫院強項之一，也是索馬利蘭醫師歐瑪（Omma）主動表達高度意願，來臺進修學習的主要項目。

萬芳醫院病理科主任陳威宇也親自考察過哈格薩總醫院病理科相關設備與現況，因此依據當地有限醫材，因地制宜，設計出一套符合在地技術的病理科專業課程，透過萬芳醫院病理科醫師與醫檢師進行學科與術科指導，以及病理案例判讀、實務操作，增加歐瑪的實務經驗。

陳威宇也說，從病理科發展史來看，起初檢體只能用一般染色（routine stain，HE 染色），慢慢進展到組織化學染色（chemical stain），再到免疫組織化學染色（immunohistochemical stain），目前最先進的則是基因定序。

但實際走訪過哈格薩總醫院病理科後發現：其病理科發展尚在一般染色階段，缺乏病理人才、醫材及檢驗設備，技術與臺灣相比差距五、六十年之久。

而且哈格薩總醫院病理科成立不過兩年餘，全院只有歐瑪一位病理科醫師，加上缺乏試劑等醫材，病人要做病理檢驗需要全自費，所以索馬利蘭一年病理檢驗數大約五百至六百例，相較於北醫大體系三院共二十二位病理科醫師，每位醫師平均每年要看約五千多例，簡直是天差地遠。

「病理科醫師非常需要累積經驗，每年只看五、六百例實在是太少了，」陳威宇指出，連他執業幾十年，也得持續學習、累積經驗。

考量到哈格薩總醫院設備及醫材不足，即使透過機器自動染色來傳授歐瑪判別病理切片的狀況，回國後也英雄無用武之地，於是陳威宇另外購置相關醫材，透過傳統手動染色方式，帶領歐瑪進行實際操作。

此外，索馬利蘭結核病患者較多，若只能用一般染色方式在顯微鏡下進行判讀，有可能誤判。對此，陳威宇則透過精準度較高的抗酸(acid-fast)組織化學染色法，引領歐瑪了解檢驗結核桿菌的方式。

陳威宇爲索馬利蘭醫師量身打造的三週密集訓練課程，他坦言，原本會擔心歐瑪因經驗不足而影響學習成效，但在對談中，陳威宇發現歐瑪不但應答如流，樂於學習，態度也十分積極誠懇，於是激發自己作育英才的熱忱，待歐瑪完成課程後，讓他帶回一千片免疫組織化學染色的專用玻片，以因應

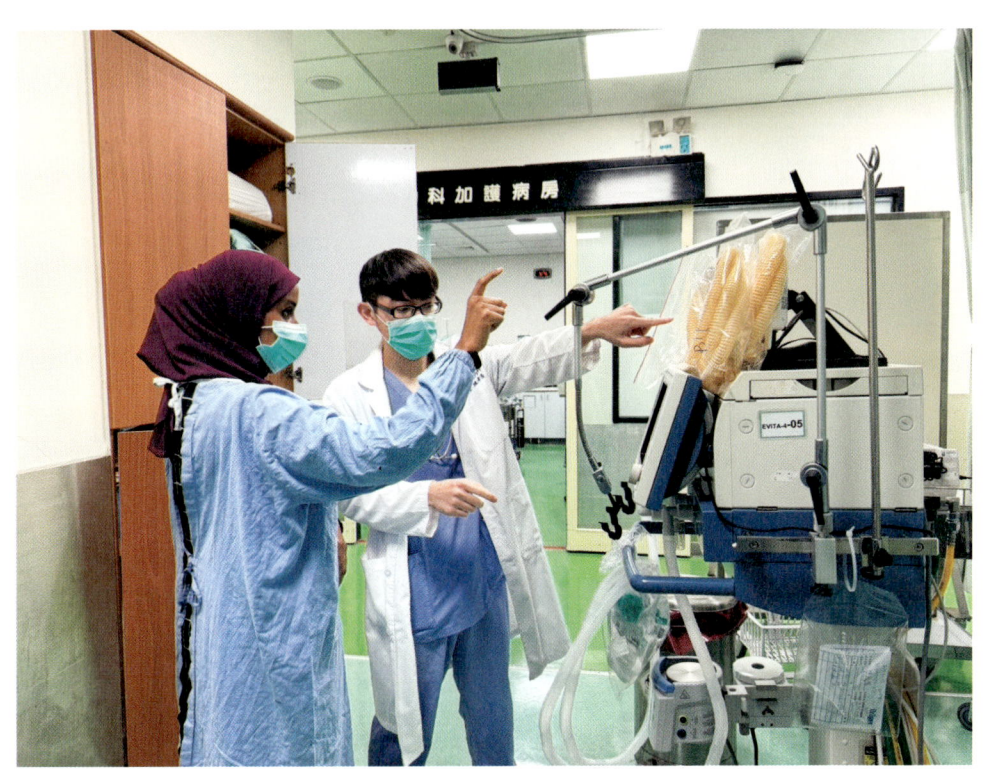

在多方努力下，二〇二四年萬芳醫院順利協助索馬利蘭醫事人員來臺接受培訓。

某些特殊病例所需，得以發揮所長，不至於陷入巧婦難為無米之炊的窘境。

播下種子，在地生根發芽

↓

幾經波折，哈格薩總醫院醫護人員來臺培訓計畫終於順利開展，雖然只有短期培訓，但雙方建立起溝通管道，往後還有很多機會互相交流，有如播下種子，經由灌溉澆水，終有一天可以在索馬利蘭生根發芽。

「我們希望協助索馬利蘭培育的醫療人才，可以在當地做出更多貢獻，」陳威宇強調，教他們釣魚比直接給魚重要，唯有如此，才能眞正改善當地醫療環境，造福索馬利蘭人民。

萬芳醫院事業發展部組長吳華倫則指出，專業培訓永遠不夠，未來可以朝兩個方面進行，其一是來臺接受培訓的索馬利蘭醫師回到該國後可以擔任種子教師，萬芳醫院醫療團則進行督導協助，讓其他在地醫師也能提升醫療技術。

再者是藉由駐地醫療團來進行培訓計畫，若需要結合萬芳醫院的其他專科資源，則可藉由遠端視訊方式協作，院方全力支持。

陳威宇呼應持續培育醫學人才的重要性，以病理診斷來說，雖然屬於醫療體系的第二線，幾乎不會直接接觸病人，卻扮演醫療作業中相當重要的一環，正確的病理判斷才能幫助醫師對症下藥。

以北醫大體系來說，目前共有二十二位病理科醫師，哈格薩總醫院卻只有一位病理科醫師，一旦建立起教學相長的關係，哈格薩總醫院病理科也將是北醫大體系的一份子，即便分隔兩地，也能透過視訊聯繫討論個案，秉持著「We are one team!（我們是同一個團隊）」的精神，持續精進技術，累積經驗，提升專業能力，讓索馬利蘭的醫療環境進一步提升。

熱血行動

4

世代接棒，深植服務DNA

國際醫療的核心在於人，
只要人對了，任何困境與挑戰，都可以突破並解決。
北醫人從學生時期開始參與服務性社團，
累積國際醫療服務的經驗與能量，是典範之所以爲典範的關鍵。

↓

融入人本精神於校務發展

「學好做人，方做醫」是臺北醫學大學的建校理念，自創校以來，北醫大一直致力於培養具備專業素養與人文關懷精神的醫療人才，堅持「以人為本，服務社會」的核心價值，是北醫大醫學教育的理念，也是校務發展的核心。

在此風氣下培育出來的北醫人，具備濃烈人文關懷素養，樂於參與公眾事務，無論在公部門或民間企業，在醫界或產業界，在國內或國外，都可以看到北醫大校友各自深耕專業領域的身影，並發揮重要影響力，對社會及國家做出貢獻。

即便近年來，人工智慧（AI）科技興盛，逐漸取代人們的例行工作，讓許多人隨之焦慮，憂心未來將被機器取代的可能性。對此，北醫大校長、同時也是北醫大校友的吳麥斯醫師觀察，正因科技發展日新月異，「以人為本」的建校理念才更顯重要。

因爲機器永遠無法取代人類的溫暖與情感，唯有厚實素養教育基礎，養成具備專業學識、創造力、思考力、溝通與合作能力及同理心的人才，才能眞正善用AI科技，不至於在快速變遷的數位時代中隨波逐流。

奠基於三大能力的素養教育

↓

而吳麥斯於二〇二三年就任同時，也提出一個目標、兩個原則、三個態度、四個方向的治校理念架構，做爲北醫大全體師生共同努力的目標。

吳麥斯擘劃的治校目標，是將臺北醫學大學打造成一所國際一流醫學大學，在全球醫學領域中發揮更大的影響力；並透過「透明」和「紀律」兩大原則，確保學校在管理機制上運作順暢。

至於三個態度，旨在培育出「謙虛中帶著自信」、「同理中帶著苛求」

以及「好奇中帶著謹慎」之醫學專業人才；而四個方向則是「落實價值健康照護」、「加速數位驅動轉型」、「建立人才友善校園」、「奠基永續發展北醫」。

針對未來人才，吳麥斯也提出必須具備的「六大項能力」，分別是扛得起（Character Building）、說得通（Communication Training）、合得來（Collaborative Working）、想得透（Critical Thinking）、跳得出（Creativity）、看得遠（Develop Citizenship）。

吳麥斯認爲，養成這些能力，有助於學生在未來多變環境中，能朝向全面性的發展並發揮專才，而北醫大也將從教學、研究、產學、醫療一體化各面向著手，培育具廣度的生醫人才。

↓ 援助醫療是最佳練兵場

吳麥斯說：「尤其在國際醫療援助計畫中，由於對象通常是開發中國家，醫療服務團隊更要抱著謙虛、同理與好奇的三個素養與態度行事，才能集眾人之力、彼此合作，爲在地民眾打造更好的醫療環境。」

臺灣已經是已開發國家，平均每人每年的GDP超過三萬美元，絕大多數的孩子是在豐衣足食的環境下成長，做任何事情大多順風順水，鮮少遭受挫折。

但需要醫療援助的開發中國家，當地環境與臺灣迥異，一旦置身於此，很容易看到對方的無助與自身的無能爲力，深切體會到若失去周邊資源與支援時，自己其實不如原本想像地那樣強大，對於北醫大學生來說，是非常好的體驗。

因此，抱持著謙虛的態度，才能夠有開放的心胸，進而在不同的環境下學習新事物並產生新機會，而在謙虛背後，是學生們與生俱來的自信心，這是做事的底線，也是支撐自己能往對的事情前進的勇氣。

從另一個角度來看，無論在社區、國內偏鄉甚至國際社會進行醫療服務，唯有抱持謙虛的態度才能自覺不足，才會想要自主學習，並有自信一定能夠想出方法，克服環境造成的挫折，或與他人協作共同度過難關。

缺一不可的素養教育

↓

此外，擁有「同理中帶著苛求」的能力也十分重要。

所謂同理，是從對方的角度思考事情，可以感受到別人的難過與痛苦，但仍必須秉持有所為、有所不為的堅定及要求，這也是在健康照護產業中很重要的一種能力，設身處地去替別人想，而且必須要求自己有紀律、守原則，不能因為感知到對方的需求與痛苦，而忘記了執行醫療服務計畫的策略與目標，甚至失去行動準則，反而造成團隊的困擾與危機。

至於第三種能力是「好奇中帶著謹慎」。所有創新的基礎，皆來自具備孩子般的好奇心，然而在好奇的同時，必須要謹慎評估整體狀況後再做決定。

在國際醫療援助的現場，可以想見當地環境較為艱困，常會面臨很多在國內未曾碰過的狀況，譬如生活條件或飲食習慣的落差，或者風俗文化的不同，「所以，學生需要具備好奇與探究的能力，自己找出問題，然後解決問題，這也是在健康照護產業裡必須具備的一種素養，」吳麥斯說，因此，在國際醫療服務中，三種素養教育缺一不可。

在課堂上學習

只是，培養具有專業與人文關懷的國際醫療人才，需要雙管齊下。

首先，在課程規劃上，北醫大重視全球衛生議題與國際醫療合作相關知識，因此，結合理論與行動實踐，設計了國際醫療服務專業課程，幫助學生了解各國的醫療需求與文化差異，以及如何在不同的國際環境下，提供不同醫療服務等專業知識，譬如通識中心近年來陸續開設的「疾病、醫療與文化」、「國際情勢分析」、「醫療衛生援助與國際合作」等課程。

另外，爲了在通識教育中，潛移默化融入謙虛、同理、好奇的概念，北醫大邀請有過國際醫療服務與援助經驗的老師，到課堂分享實際經驗，透過動人的故事，取代生硬冰冷的條文或教科書，讓學生猶如親臨現場般感受箇中不易。或者邀請這些業師擔任學生的指導老師，藉此感受到具備這些能力的重要性。

譬如寄生蟲學系的范家堃老師，曾帶領學生們在援助國家進行寄生蟲感染研究計畫，降低當地民衆寄生蟲感染率，也擁有協助受援國瘧疾清零的實戰經驗，范家堃在課堂上的分享，總能讓同學們聽得津津有味，課程內容也因此變得更有趣而有意義，激起學生對原本冷門課程的熱情。

吳麥斯分享，雖然培養學生擁有三種態度十分重要，也是北醫大校務發展與課程規劃的重點，但這屬於素養教育，無法速成，更不能一蹴可幾，讓老師帶著學生一起執行專案計畫，從做中學習並養成能力，是較爲可行之道。

因此，除了課堂上的學習，北醫大第二個策略，就是打造學生們實際發揮的舞台，能更接地氣地實踐課堂所學所知。

校方積極提供國際實習機會給學生，包括前往三院的國際醫療合作項目、援外醫療隊及災後重建地區等地，進行實地醫療服務。

前進現場體驗眞實

↓

在實習過程中，學生能夠直接面對挑戰，透過當地醫療人員的協作與交流，鍛鍊解決問題的能力。這些經歷不僅加強他們的專業技能，也讓他們深入理解在地醫療需求，並激發對國際醫療服務的熱情與責任感。

而北醫大社團密度高，許多服務性社團也會在寒暑假組成海外醫療服務隊，前往開發中國家進行義診或醫療援助，也是學生可以藉由實戰訓練，學習溝通協調能力的最佳機會。

此外，北醫大更鼓勵學生進行長期投入國際醫療服務的職業規劃，對於有意參與駐外醫療工作的學生，提供輔導與支持，建議他們思考並規劃未來

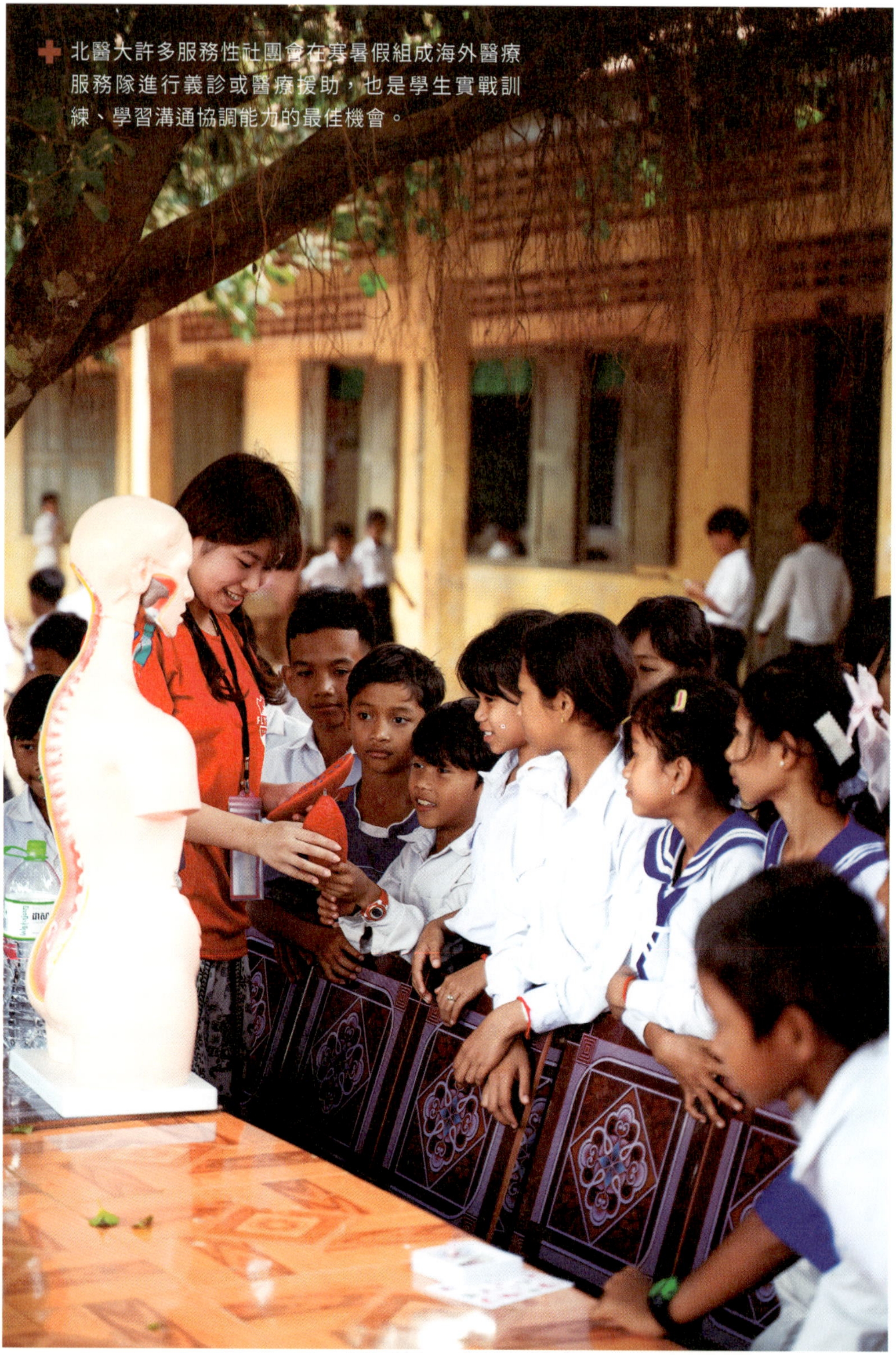

北醫大許多服務性社團會在寒暑假組成海外醫療服務隊進行義診或醫療援助，也是學生實戰訓練、學習溝通協調能力的最佳機會。

職涯的方向，甚至提供獎學金與資助方案，並為他們創造與國際醫療機構合作的機會。

針對已經畢業的北醫校友，學校也會邀請他們在忙碌的醫療工作之餘，可以秉持回饋社會的理念，投身醫療外交領域，貢獻專業能力，因此許多牙醫系校友都會在寒暑假回母校協助海外牙科義診活動。

而進行海外醫療服務，醫師們也能體驗到截然不同的行醫經驗，培養跨領域能力，對於自我成長及提升職場專業能力，確實有所助益。

譬如，在從事國際醫療工作時，有些醫師才會發現自己並不是最厲害，因為面對資源匱乏的受援國家，醫師不只要做好專業醫療服務，也必須與當地醫院的同事、衛生部門官員，甚至是兩國外交官員等不同對象，進行溝通協調工作，其中難以克服的關卡，非在現場無法體會。

學校方面也將醫療服務精神納入校務發展策略，並提供必要支持，包括專門設立的「國際醫療發展基金」，協助醫療隊赴外執行任務，鼓勵教職員進行相關研究，探索如何提高醫療服務的可及性與公平性，這不僅是為了提升醫療服務的質與量，更是希望讓每一位醫學專業人才，都能具備強烈的社會責任感和全球關懷。

養成跨領域整合人才

↓

吳麥斯坦言，北醫大雖非國內醫學系第一志願，但擁有自由、開放、接納多元性、講究群體合作的校風，鼓勵學生投入社團及課外活動，從團體中創造出協作模式，並打磨自身性格，提升適應環境的能力。

北醫人自學生時代起，就透過參與社團活動，與一群擁有共同興趣的同儕培養出 buddy-buddy（朋友、夥伴）的好感情，懂得團隊合作的眞諦，不強調自我凸顯，累積跨領域整合能力。仔細觀察，許多北醫校友都在國內各大醫療院所擔任管理要職，而醫院管理工作最重要的除了專業，還有溝通協調及整合能力，由此可見北醫大在教育理念上帶給學生的養分。

這幾年來，隨著北醫大入學成績愈來愈高，家長跟學生愈來愈重視在校的成績表現，因爲關乎他們未來申請實習的醫療院所。但吳麥斯深知，邁向醫療科技與AI時代，專業技術與時俱進，變化飛快，未來人才隨時都必須精進知識與技能，唯有素養教育要提早扎根，因此多元發展、開放自由的校風必須延續，成績雖然重要，卻不會是唯一標準。

他也建議北醫大體系三家醫院的院長，在學生申請實習醫院時，不能只看在校成績，而是要透過面試了解學生的特質與基本素養，是否具備好奇、同理、謙虛的態度，是否擁有整合與跨領域能力，才是北醫大體系所需要的人才。

參與社團養成公益服務習慣

學業、社團、愛情可說是大學必修三學分。其中，社團扮演了相當重要的角色，除了可以拓展人際關係，提早累積社會經驗之外，對於專業的提升也有所助益。

以臺北醫學大學來說，學校初創時，校地不大、資源也不夠豐沛，卻擁有全臺醫學院校都難望其項背的一項統計數字——社團數量多達一百多個，展現出驚人的學生活動力，尤其是服務性社團上。

有別於其他類型的社團，服務性社團是以服務社會與公眾爲目的，爲研讀生命科學的學生們提供了專業知識以外的學習機會，以及行動付諸實現的揮灑空間，讓北醫人對生命的熱情和追求有了更具體的呈現，將這份對生命的熱力傳遞出去。

參與服務性社團的北醫大學生人數眾多、參與程度踴躍、活動力強，顚覆外界對醫學大學課業重、學生多半埋首書中的刻板印象，之所以如此，也許是因爲服務型社團需要頻繁地與人接觸，是學生們在忙碌課業中調劑身心、結交朋友和自我成長訓練的最佳管道，尤其海外醫療服務社團，更具挑戰性。

而從學校立場來說，對於學生透過海外醫療服務社團拓展國際視野的模式，自然站在支持與鼓勵的角度，因此培養出一群勇敢走出舒適圈的學生，奠定北醫人熱中公眾事務，並樂於付出的DNA及校園風格。

從國內偏鄉到海外服務隊

↓

北醫第一個服務性社團是「樂幼社」，主要服務對象爲臺北市內各育幼院、安養院，爲孤兒進行課業輔導以及老人醫療服務等。

樂幼社第一次出隊服務，由北醫大第一任校長徐千田院長親自帶隊，這不但是北醫的第一支學生服務隊，也是全臺灣最先成立的醫療服務隊。

接下來幾年間，樂幼社增開寒假服務隊，學校內、外科教授輪流參與，以全臺各縣市缺乏醫院或診所的鄉鎮爲主要服務地點，至偏遠地區進行短期義診、寄生蟲防治篩檢等。

隨著以不同族群爲對象的服務性社團逐漸成立，無論是醫療服務隊或是醫藥教育營，北醫大學生社團的足跡從山區到離島、從兒童教育到老人照護，出隊頻率全國第一，每年寒、暑假前往服務地點進行衛教工作、輔導社區環境衛生及保育知識、加強醫藥常識宣導。

第一個海外服務的學生社團

↓

由於北醫大體系各家醫院，接受政府委託組成海外醫療團進行國際醫療服務，學生社團的醫療服務隊也將關注範圍從國內延伸到海外，而這些海外醫療服務性社團中，又以飛洋國際服務團、楓杏醫學青年服務團及北醫大海外醫療服務團（TMUSO）等，較具代表性。

飛洋國際服務團（TMU FLYoung International Service）的前身爲臺灣大專生海外服務團（TUSO），成立於二〇〇三年十月，是臺灣醫療援外先鋒、第六屆醫療奉獻獎得主郭惠二教授，有感於當時學生缺乏國際視野，於是與當時臺北醫學大學醫學系學生劉美芳共同努力而成立，是臺灣第一個以落實海外服務的學生志工社團。

二〇〇三年至二〇〇八年，臺灣大專生海外服務團與臺灣基督教長老教會臺北大安教會、屏東基督教醫院臺灣駐馬拉威醫療團合作，每年派遣服務隊前往馬拉威北部的姆祖祖中央醫院（Mzuzu Central Hospital）進行義診及衛教，主要任務除了見實習之外，也協助推動醫療衛生計畫。

二〇〇八年，馬拉威與我國斷交，同年，爲配合政府國際醫療政策，臺北醫學大學結合旗下三家附屬醫院，與國合會簽訂駐史瓦濟蘭王國醫療服務合約（史瓦濟蘭的英文國名原爲「Kingdom of Swaziland」，於二〇一八年改爲「Kingdom of Eswatini」，臺灣譯名隨之更新爲史瓦帝尼），開始了長駐於史瓦濟蘭王國的醫療服務，而臺灣大專生海外服務團也隨之組成史瓦濟蘭學術醫療服務隊，前往當地服務。

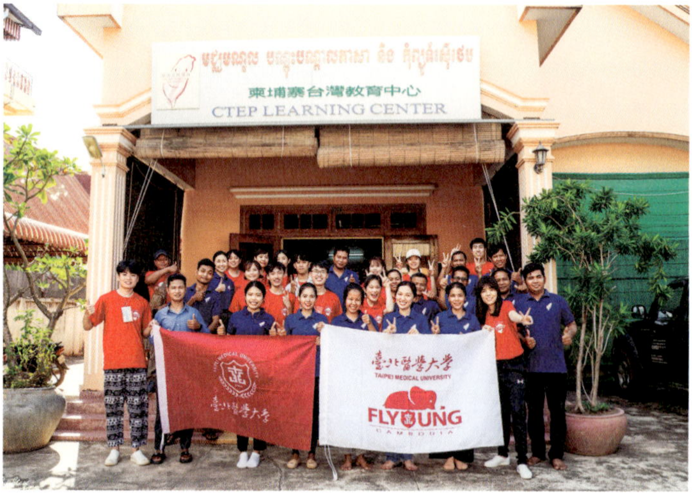

✚ 臺北醫學大學飛洋國際服務團以提供在地眞正所需爲經營理念，前往柬埔寨服務至今已超過十年。

二〇一四年，臺灣大專生海外服務團更名爲臺北醫學大學飛洋國際服務團，二〇一五年有幾位飛洋成員前往柬埔寨探查，發現首都金邊雖擁有全世界密度最高的非政府組織，卻無法有效利用資源，加上柬埔寨偏鄉地區仍亟需建設與物資，便開啟柬埔寨的服務工作直至今日。

飛洋國際服務團指導老師郭曉靜指出，從早期的馬拉威、史瓦帝尼，再到目前固定在柬埔寨服務，永續、深耕是飛洋堅持的理念，因此出隊服務柬埔寨已超過十年以上，雖然出團時間不固定，主要是依照當地社區需求調整服務項目，若臨時當地有需要支援之處，即便飛洋無法出團也會盡力協助，由此可見飛洋不以本位主義出發，而是以提供在地眞正所需爲經營理念。

服務對象逐步擴展

以專業知識爲主要服務內容，是北醫大服務型社團的特色，而服務對象廣泛且逐步擴展，則引領社員們看見更廣闊的世界，也讓更多不同族群的民衆透過社團而認識北醫大。

以目前北醫大規模最大的社團楓杏醫學青年服務團來說，成立於二〇〇八年，前身爲北醫醫學營工作團隊，約有近百位社員。

一直以來，楓杏協助學校辦理許多營隊，目標對象擴及高中、國中、國小學生，領域含括醫學、生技、牙醫、藥學、護理等，是每年寒暑假青少年及家長最期待也最推薦的學習活動，參與學員除了臺灣人之外，還有來自美加及世界各地的華人學子，影響力廣泛。楓杏還辦過多次「社區醫學知識計畫」，持續將醫學專業知識與從事醫學工作的感動，散播到全國各角落。

楓杏社團指導老師李逸亭分享自己在高中時期，就曾經參加過楓杏舉辦的青年醫學營，考上北醫大後二話不說加入楓杏，求學期間雖有機會隨團前往史瓦帝尼服務，卻因當時家人反對而未能如願，「如今畢業後，正好有緣擔任楓杏社團指導老師，反而一圓前往史瓦帝尼服務的夢想。」由此可見，社團活動不僅讓外界更了解北醫大，也將善的種子深耕在年輕學子心中。

爲了落實身爲世界公民應肩負的重責大任，二〇一四年寒假，楓杏得知史瓦帝尼當地牙科資源相當落後，決定將既有的醫療隊服務腳步拓展到海外，成立楓杏海外史瓦帝尼醫療服務隊，藉此提升當地的醫療水平，同時也訓練團員們規劃國際任務的能力，累積專業技能，在未來進入社會或是醫療現場時得以發揮。

楓杏海外史瓦帝尼醫療服務隊固定於寒假出隊，每年九月開始進行宣傳、召募隊員的工作，還必須經過面試、培訓、篩選等種種關卡，由大隊長依照隊員們在社團內的表現及工作內容所需，向指導老師提出出隊人選，並與指導老師、幹部們經過討論之後，產生最終隊員名單。

確認隊員名單後，社團會在學期間舉辦訓練課程並召開會議，課程內容教導隊員牙診相關基礎知識和診療須知，透過會議討論並聚焦出隊行程及各項細節。

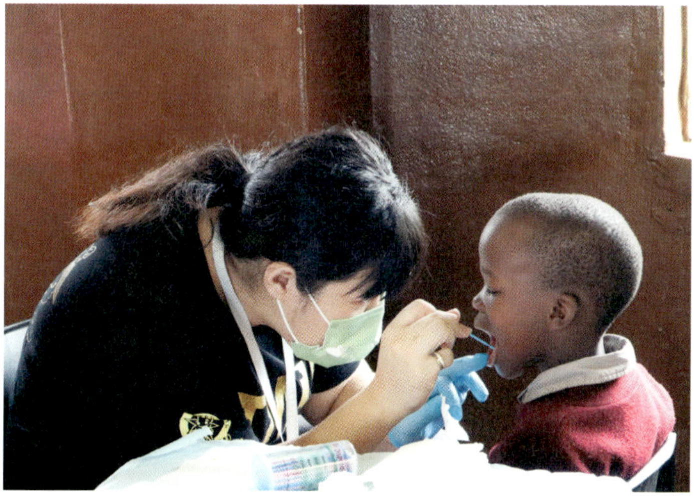

楓杏醫學青年服務團於二〇一四年開始，在寒假期間增加一次海外醫療團出隊服務，前往史瓦帝尼進行牙科義診。

爲了拉近跟當地居民之間的距離，社團還會邀請在北醫大就讀的史瓦帝尼學生，來社團教導簡單的史瓦帝尼語，像是如何打招呼、「牙刷」或「張開嘴巴」等常用詞該怎麼說。出隊前，也會有爲期三至四天的行前準備，包括複習牙科知識、塗氟實際練習、試講衛教課程、清點物資、整理器械、裝箱打包等，做足萬全準備。

世代接棒傳承服務精神

↓

諸如此類的流程，從招募隊員、行程安排、行前訓練到出發前準備，都在每一個不同海外醫療服務社團間上演過，考驗社員之間的默契，也串連起學長姐與學弟妹之間世代傳承的情感與連結。

以TMUSO來說，成立起源是一九九六年至二〇一五年間，由牙醫學系校友林利香醫師與陳錦松醫師帶領，在南印度拜拉庫比（Bylakuppe）流亡藏人屯墾區，進行以中長期發展的口腔健康促進計畫。TMUSO主要成員皆是牙醫系學生，規模較小，有興趣加入的學生必須和學長姐、指導老師，甚至隨隊牙醫師面談，可說是要過三關才能成爲其中一員。

二〇一六年起，TMUSO接受尼泊爾民間組織邀請，前往當地僧院及學校服務，並連結醫療院所，推動提供僧民、學生和區域居民實行口腔檢查、牙科義診以及衛生教育三大方面的醫療服務計畫。

而TMUSO的隨隊牙醫師，基本上都是社團成員主動召募，其中部分是過往學生時期曾經出隊的學長姐，也有一些口耳相傳、慕名而來的牙醫師參加，世代傳承的意味相當濃厚。

雖然二〇二〇年至二〇二二年長達三年，TMUSO受到新冠疫情影響而轉往臺灣東部進行口腔衛教、檢查及義診服務，但他們在疫情期間仍以微薄之力持續關心尼泊爾居民，寄送一箱箱口罩到尼泊爾民間組織 Metta Volunteers，透過熟識的志工表達關懷之意。

二〇二四年疫情解除後，TMUSO恢復出隊，服務腳步更加廣泛，遍

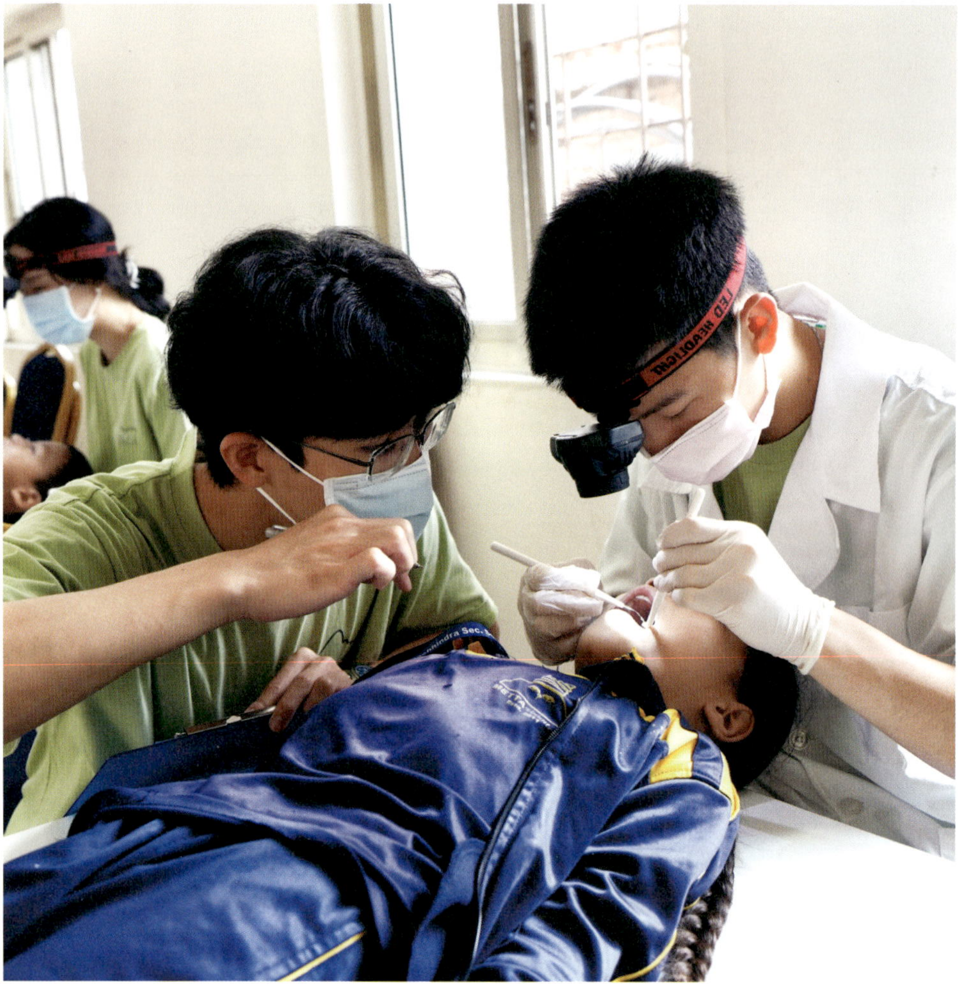

二〇二四年疫情解除後，北醫大海外醫療服務團服務範圍更加廣泛，除了繼續在牙科專業上不斷精進，也拓展至更多偏遠鄉鎮。

布尼泊爾加德滿都、桑庫（Sankhu）、努瓦扣（Nuwakot）、南無菩提（Namo Buddha）等地，團員們的目標除了繼續在牙科專業上不斷精進之外，也希望能將服務範圍拓展至更多偏遠鄉鎮，設立更多服務據點，以確保資源能有效地分配到有需要的地方。

做好教戰手則，傳授武功祕笈

↓

其實，國內也有許多醫學院校成立服務性社團，組成國內或海外的醫療服務隊，前往需要協助的偏鄉地區服務。但北醫大的服務性社團活動力強、出隊頻率高、服務族群及範圍廣泛，長久以來，奠定了厚實的基礎與知名度。爲何如此？除了成立歷史悠久之外，世代傳承的助力，更是讓「熱中參與公衆事務」、「擁有服務奉獻精神」成爲北醫大DNA的重要推手。

以畢業後的學長姐來說，雖然平時忙於工作，但只要社團學弟妹有需求提出邀請，都會在寒暑假抽出時間，參加海外醫療團擔任隨行醫師，有些則是直接留在學校服務，擔任社團指導老師；至於沒有時間或機會出隊服務的學長姐，有的也會透過贊助社團的機會，延續助人的精神。這股世代傳承下來的精神，正是推動學生海外醫療服務團持續成長茁壯的關鍵力量。

此外，做好社團經驗傳承與交接的工作，也有助於社員們迅速獲得「武林祕笈」，練就一身好本事。以衆人最煩惱的向企業募款來說，學長姐通常都會提供對外募款的小技巧，甚至留下教戰守則，讓學弟妹們得以有所依循。

學習低頭，培養應對進退的能力

目前就讀臺北醫學大學牙醫系五年級的蔡承諭，回想擔任籌募長的時候，學長姐就提供了一本贊助企業的聯絡手冊，並標注哪些企業比較友善可以先開始聯繫，讓她比較不會因爲一開始被拒絕而感到挫折。

即便如此，當蔡承諭第一次拿起電話時，心裡還是很緊張，所幸除了教戰守則上詳細說明如何與企業應對的方式，學長姐也會在一旁坐鎮聆聽。如果被拒絕，學長姐會提醒要很有禮貌地感謝對方。經過一番磨練，蔡承諭笑著說：「現在覺得自己臉皮有變厚了！」

李逸亭分享：「像楓杏會特別要求醫學系跟牙醫系的學生加入籌募組，因為這群孩子從小就很優秀，沒跟別人低過頭，從對外募款的過程中，可以培養他們應對進退的能力。」

臺北醫學大學副學務長莊玉琪則強調，學生社團都會有組織章程，幹部也要留下完整的交接手冊，尤其是這些海外醫療服務團組織架構完整、連結性強，學長姐帶著學弟妹確實執行每一項任務，甚至畢業後的校友也會回來參與，畢竟帶隊出國不是一件容易的事，更何況是去到人生地不熟、資源相較於臺灣匱乏的地方，行前工作更是要做到細緻完整。

當然，不同年級參與社團經驗不一，對醫療專業的熟悉度也不同，「因此，我們會針對不同年級設計不同目標，可以接觸到的社團事務也不一樣，譬如，低年級以國內出隊爲主，大三之後才能參與海外醫療服務隊，」李逸亭補充。不過，疫情期間因爲楓杏會中斷出隊行程，原本只能高年級學生參加的海外醫療團，疫情後特別開放讓大二社員參與，以達到培養儲備幹部，進行傳承工作。

校方提供社團所需資源

↓

北醫大社團自發性服務能量強大，學校的支持功不可沒，而校方之所以如此支持，在於秉持重要的建校理念，那就是「學好做人，方做醫」。

北醫大校友、飛洋國際服務團指導老師郭曉靜分享，學校對社團限制不多，讓學生可以自主規劃、自由發展，譬如前幾年新冠肺炎疫情來襲，其他學校的社團活動必須等到疫情舒緩、解封後才能出隊，但飛洋國際服務團在疫情期間已經出隊幾次，是國內學生社團中非常少數的情況。

這主要是因爲學校、社團、老師之間，長久下來累積而成的堅強信賴感。郭曉靜坦言，疫情期間要出隊海外服務的確非常辛苦，不僅家長擔憂，學校及社團也必須負起學生的健康與安全，但只要社團有意願，學校還是會盡量協助團員做好萬全準備，譬如提供大量口罩、快篩試劑、乾洗手等，並做好完整的宣導與叮嚀，以確保成員自身安全。

尤其像去柬埔寨服務，除了疫情還得考慮人身安全，郭曉靜行前將出隊資訊完整提供給學校，加上與隊員家長們進行充分的溝通與討論，讓校方與家長掌握團員每天住宿飯店的地址與聯絡電話，以及當地接洽單位的聯絡方式，讓親師安心，才得以在疫情期間成功出隊服務。

「感謝北醫大校方願意信任我，讓我帶學生出去，現在團隊才能在疫情之後順利接棒，否則很多服務性社團因爲疫情之故服務停擺，最後只能解散，」郭曉靜語重心長地說。

在經費上，學校雖有社團補助預算，但資源有限，對於需要遠渡重洋、所費不貲的海外醫療服務團來說，簡直就是杯水車薪。雖說如此，但校方卻能站在陪跑的角色，幫助學生善用各界資源募款，達到海外醫療服務的目的，也減輕社員們的負擔。這其中，擔任北醫大學務處課外活動指導組組長逾十年的莊玉琪副學務長，扮演居中協調的重要角色，是企業與學生之間的橋梁。

莊玉琪提到，學校本來就會維持與校友的聯繫管道，北醫大有許多傑出校友，無論是自行創業、開業，或在企業擔任高階管理人員，都會希望回饋校方，支持學校相關活動。此外，也有許多企業團體想落實企業社會責任，因此主動聯絡學校，校方都會把這些資訊提供給社團學生。

莊玉琪分析，其實許多大學社團都會爭取企業或基金會贊助，但曾遇過企業後來選擇北醫大而非其他國立知名大學，主因是：北醫大學生身段較軟、態度積極，對於結案後需要繳交出隊成果報告配合度高，十分有效率。

「學校認爲學生不能只專注於讀書，也要積極參與社團，累積更多生活與做事經驗，因此只要服務團出隊，校長不但會親自授旗，也會邀請企業參與，讓學生及贊助企業能感受到校方對海外醫療服務隊的重視，」莊玉琪強調。

曾擔任社團募資長、目前就讀北醫大藥學系四年級的蔡沛霓則分享：「學校很支持社團從事海外醫療服務工作，也會引薦企業募資，執行過程十分順利，可能是因爲長久以來，學校服務性社團在企業間累積不少好口碑，讓贊助企業願意投入資源協助。」

楓杏社團指導老師李逸亭分享社團的經驗：「海外服務最大筆開銷就是機票，以楓杏來說，我們就曾經提出尋找航空公司合作的構想，並帶領社團學生尋求合作，最後成功取得贊助，順利解決機票問題，減輕隊員們的負擔。」

借助當地夥伴，貼近社區需求

↓

誠如上述，相較於一般服務性社團，海外醫療服務隊的複雜程度高，不僅經費問題需要解決，能否掌握在地狀況也很重要，尤其是出隊國家多爲資源相對貧乏之處，不僅國人較爲陌生，交通也不便利，因此需要借助於在地夥伴的力量，才能順利推進。

譬如，向來擔任飛洋隨隊翻譯的當地牧師 Kim Chann Lork，與飛洋之間原本是雇傭關係，協助安排團隊服務地點，與往來交通及住宿等行程，牧師對柬埔寨當地狀況十分了解，知道哪裡缺乏資源，會提供飛洋團隊建議，幾年合作下來，牧師不但成爲飛洋的夥伴，甚至加入種子教師一員，成爲飛洋培力的對象。

疫情期間，由於各國服務隊皆暫停出隊行程，Kim 也因此減少翻譯收入，郭曉靜說：「還好我們不畏疫情持續出隊，讓牧師不致生計斷炊，他對飛洋團隊也更加信賴。」爾後，在牧師的協助下，飛洋更了解貼近社區需求，也能把多募得的物資分送給資源較爲匱乏的地區，幫助更多人。

與在地保持良好關係

↓

公衛系校友林子涵回憶起二〇二二年隨著指導老師郭曉靜出團至柬埔寨

馬德望服務的情景，說：「那是我第一次出隊到柬埔寨，一抵達當地，孩子們就表達熱烈歡迎，開心迎接我們的到來，讓我很感動。」

林子涵也從孩子們上課時踴躍表達與參與的態度中感受到，知識不是一次就學會，需要持續性產生影響，飛洋團隊互動式的教學方法，不離不棄地維繫著彼此連結，當地師生都看在眼裡，久而久之，孩子們會慢慢累積學習成果，進而改變行為。

「此外，我們也前往小朋友家中進行訪談，家長們都提到孩子回家分享如何刷牙、洗手或營養知識，可見上課有專心聽講，」林子涵觀察，或許這要多虧飛洋團隊多年來與在地建立的良好關係及信任基礎，才能讓自己第一次出隊就感受到滿滿的熟悉感與善意。

「我們從來不會先射箭再畫靶，一向是看當地需要什麼，再想辦法去募集，避免從自己的角度去揣測對方的需要，彼此才會達成共識，避免產生誤解，進而累積信任感，」郭曉靜補充，譬如最近有學校需要改善校園環境，飛洋團隊也正想辦法募款，幫助學校完成鋪水泥地的心願。

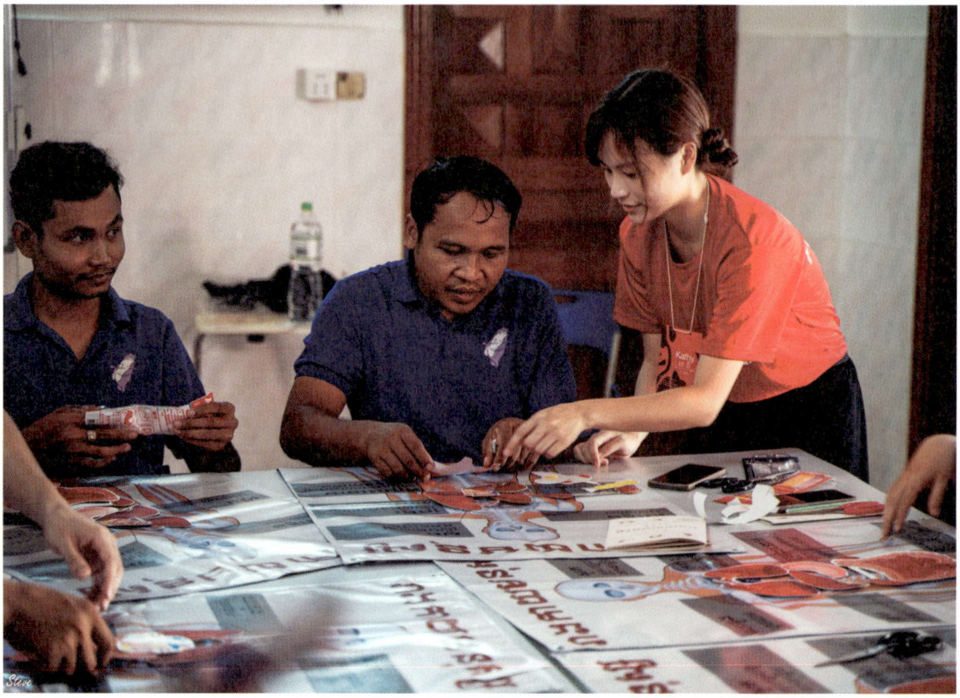

飛洋團隊以「train the trainer」為概念，進行當地老師的培力課程，希望透過種子教師幫助孩子們持續學習。

此外，爲了不讓未知因素，使得學生學習進度受到影響甚至中斷，飛洋團隊以「train the trainer」爲概念，進行當地老師的培力課程，希望透過種子教師幫助孩子們持續學習。

郭曉靜說：「培訓課程訂在週六，而當地老師爲了維持生計，通常會在週末安排兼差工作，原本我們擔心會因此影響出席率，沒想到，幾次課程下來，當地老師的出席率竟比預期高。」顯見老師對課程的認同，這也大大振奮了飛洋團隊，證明他們走在一條對的道路上。

北醫大體系發展國際醫療的歷程中，擁有一群專業、勇敢又充滿熱忱的學生，從下而上帶起一股能量，扮演重要角色，甚至屢屢受到外界肯定，多次榮獲教育部「青年海外志工服務績優團隊競賽」特優獎項，可見將國際醫療列爲校務發展重要策略之一，是「學好做人，方做醫」理念的最佳見證。✚

社團教我的事

參與社團活動難免耗費時間與精神，特別是服務性社團，更需要付出許多心力。

無論在國內或海外進行醫療服務，一出隊就是一群人，交通、食宿、行程安排十分繁瑣，尤其海外醫療團前往的地區多屬於開發中國家，不但存在公共衛生疑慮，有些地區還盛傳詐騙集團猖獗，難免令家人憂心忡忡，擔心學生太過投入會荒廢學業，或有安全性問題。

所幸，北醫大海外醫療服務團行之有年，有一定的口碑，學生參與社團後，在專業能力、待人處事、整合協調等各項能力上都有所提升，這些成長與轉變，家長與老師都有目共睹，有些家長甚至從原本抱持擔憂心情而反對，最後卻變成鼓勵學生勇於跨出舒適圈的最佳支持，也再次印證：海外醫療服務不只是給予，參與者自己也有滿滿的收穫。

訓練思考與解決問題的能力

↓

最大的收穫之一，莫過於訓練思考與解決問題的能力。

離開高中校園，進入多采多姿的大學生活，看似青澀卻又成熟的孩子們，正學習如何獨當一面，成爲值得信賴的大人。但在此過程中，許多人在面對問題時，難免還是會習慣由別人告訴他如何解決，一個口令一個動作，不懂得如何自己尋求解決之道，而參與國際醫療服務團，是訓練思考與解決問題能力的最佳試驗場。

林子涵是畢業於北醫大公共衛生系的校友，自小就嚮往到國外體驗不一樣的世界，高中時期的她，曾自費到斯里蘭卡擔任國際志工，回憶起那段體驗，林子涵說：「幾天下來除了付出勞力之外，其他好像沒什麼收穫。」

她回憶，有一次自己被分配到把磚塊從A處搬到B處的工作，卻沒有人告訴她這些磚塊的用途是什麼？爲什麼要移往另地？還有一次被分派到教導當地女學生使用布衛生棉，「可是當地沒有乾淨水源，重複使用的布衛生棉如果沒洗乾淨反而會造成感染，爲何還要推廣這個產品？」當下，林子涵心中冒出許多問號，卻沒有人能給她答案，她只能按照指示完成工作。

同樣情況也發生在蔡承諭的身上。

目前就讀於牙醫系五年級的蔡承諭，爲拓展國際視野，高中到斯里蘭卡當國際志工。如今回想起來，印象十分模糊，只記得幫忙鋪路，當了幾天搬運工，在哪裡鋪路、這條路對在地民衆的影響是什麼，蔡承諭卻完全不記得。

然而，進入北醫大之後，參與國際醫療服務團卻帶來截然不同的體驗，從出隊的前期準備、服務期間所遇到不同文化的挑戰、到服務結束後的檢討工作，在在都是訓練思考與解決問題能力的最佳機會。

曾參與牙科義診的蔡承諭分享，學校給予社團很大的彈性空間，所有出隊行程安排都交給學生自行處理，如何取得隊員們的認同、如何讓當地行程更加順暢，都考驗著自己的溝通技巧，才能妥善處理各項事務，「以前我說話很直接、很衝，總覺得事情這樣做才對，但現在變得比較成熟，會從不同的思考面向切入，也多了一份同理心，」蔡承諭靦腆地說道。

他也認爲，可以在學生時期就接觸不同文化與族群，服務過程中逐漸培養出包容及接納的胸懷，對於自己在課堂上的學習，以及未來臨床執業時面對患者，一定有所幫助。

所有學習都能有所幫助

林子涵也是在加入飛洋國際服務團之後才恍然大悟，原來海外服務不是只有勞力的付出，在課堂上、生活中學習到的知識全都能派上用場，「我心目中所認爲國際志工該扮演的角色，其實是在北醫飛洋找到答案的。」

譬如，疫情期間無法出隊，但受援助國家亟需獲得防疫知識，當地孩子們的學習也不能因爲疫情而停下來，因此，飛洋團員想方設法突破困境。

林子涵回憶，當時有一個臺灣人在柬埔寨組成的非政府組織——柬埔寨臺灣教育中心（CTEP），進口一貨櫃的防疫物資想送到偏鄉地區，協助推展防疫工作，卻苦於偏鄉老師不知如何正確使用這些物資，於是飛洋與其合作，透過視訊教導老師們如何使用，再由老師傳授學童使用方式，提升偏鄉地區自我防疫的能力。

網路便利的地方，尚可透過視訊進行教學，但在網路不發達的偏鄉，像是距離柬埔寨首都好幾個小時車程的馬德望，就要另外想辦法解決在地學童們學習不中斷的問題。

飛洋團隊思考，不如從臺灣寄送衛教繪本到當地，由過去團隊所訓練的在地種子教師，講解內容生動有趣的繪本給學童們聽，吸引他們的注意力，就像聽好朋友在講故事一般，而非是老師在課堂上教學，也可以得到不同的學習效果。

在精進傳授知識的方式，提升服務對象的學習成果上，飛洋團隊可以說是想盡辦法。

提升受眾學習成果

↓

基本上，柬埔寨小學課程只有數學跟柬文，絕大多數的民眾也只有小學學歷，未能再受教育。所以，飛洋團隊左思右想，如何讓學童有效率地吸收更多健康知識，於是出隊前，就自己動手做好身體器官模型，跟著行李運到當地組合成立體教具，詳細說明食物從入口、消化到排泄的過程，教導學童認識身體器官。

另外，有些女孩喜歡購買來路不明的美白產品，可能含汞危害身體，飛洋團隊則藉由醫學專業，告訴她們皮膚的功能及保護作用，潛移默化地傳達出：使用美白產品是無法讓膚色變白的觀念，讓孩子們知道不要隨便買化妝品及保養品的眞正原因。

林子涵強調：「我們在進行衛教課程時，不會直接告訴他們不能做某件事，而是會說明『爲什麼？』」如此一來，才能眞正傳達正確知識，同時引發學童們思考判斷的動力。

事實上，具有醫學專業背景的服務團隊，在傳授知識時必須考慮到受衆是誰？教育程度如何？怎麼樣才能深入淺出地傳達訊息？因此爲了激發學童的學習意願，飛洋團隊甚至想到小朋友都喜歡貼紙，所以利用貼紙跟蓋小印章的學習單，來評估孩子們的吸收狀況，果然也提高了學童上課的興趣。

由此可見，服務社團表面上是在協助他人，而實際上，從過程中也在培養自己思考與解決問題的能力。

醫療專業從做中學

↓

另外，身爲醫學大學的學生，學習及精進醫療專業是主要任務，雖然尚不具備醫療從業人員的資格，但藉由參與海外醫療服務團的機會，在隨隊醫師身旁當助手，是累積知識與經驗的最佳方式。

位於非洲的史瓦帝尼，面積是臺灣的一半，人口僅一百五十萬人，境內多丘陵地形，交通不便。根據世界衛生組織二〇二一年的資料顯示：史瓦帝尼從事與牙齒相關的專業人員僅三十多位，其中，牙醫師不到二十位，史瓦帝尼人民的牙齒健康狀況可想而知。

北醫大附設醫院長期以來就有派遣醫療團前往史瓦帝尼服務，因此，楓杏醫學青年服務團於二〇一四年開始，在寒假期間增加一次海外醫療團出隊服務，便是選擇前往史瓦帝尼進行牙科義診。

而蔡承諭是在大三與大四寒假時，有機會隨著楓杏出隊到史瓦帝尼，透過在地史京醫院的安排，每天前往不同小學進行牙科義診，他說：「一所小學大約三百至五百位學童，義診場所設在學校教室，由醫師負責進行口腔檢查，我們隨隊的隊員則在旁邊記錄學童牙齒狀況，並替牙齒健康的學童塗氟防蛀。」

爲避免蛀牙，牙醫師會以預防性窩溝封填（爲防止齲齒將窩溝封閉材料塗布於牙冠咬合面）處理，或進行蛀牙填補工作，學生則擔任助手幫忙遞送器械，藉此在旁觀察牙醫師實際工作狀況。

幾年下來，成果逐漸展現。譬如在史瓦帝尼進行服務的區域，例如曼齊尼區（Manzini）跟盧邦博區（Lubombo），口腔篩檢與衛教人數從二〇一五年的百餘人，到二〇二四年倍增到三百二十三人；齲齒比例從一開始的三六%，降到二〇二四年的一九．八%。

除了史瓦帝尼之外，尼泊爾也是北醫大牙醫服務團隊的重點服務對象。由於尼泊爾當地食物匱乏，多以一種鹹綠豆糊加馬鈴薯咖哩的食物爲主食，由於偏軟爛，兒童飲食時，無須經過牙齒好好咀嚼就能吞嚥，加上營養不良，又沒有正確刷牙觀念，所以經常發生口角炎症狀，甚至小小年紀就有嚴重的牙結石。

以牙醫系學生爲招募對象的北醫大海外醫療服務團，在尼泊爾進行的牙科義診，便發揮很好的成效。

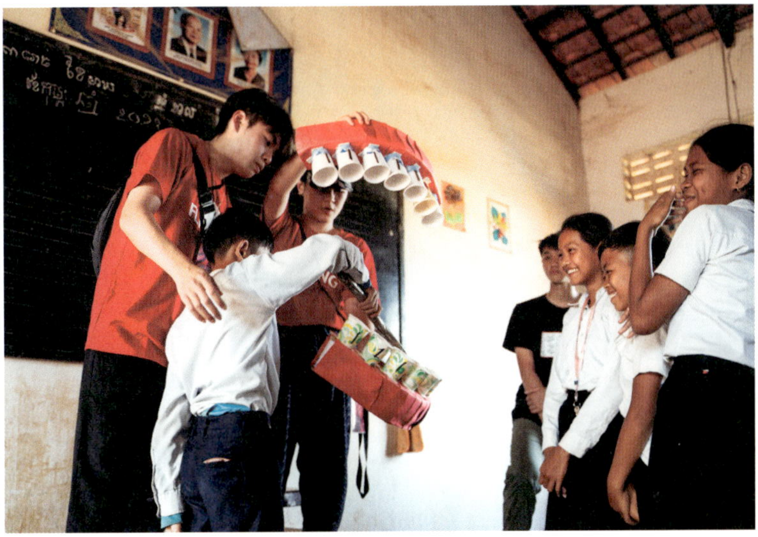

北醫大海外醫療服務團以紙板做成全口牙齒，教導當地兒童如何刷牙。

目前就讀牙醫系四年級的蘇映瑜，曾多次跟著海外醫療服務團到尼泊爾偏遠山區進行牙科義診，並進行牙齒衛教課程，建立兒童們保護牙齒的觀念與習慣。此外，服務團也會在臺灣募集牙刷提供給當地兒童，團隊還會自製衛教道具，以紙板做成全口牙齒，教導當地的兒童如何刷牙。

疫情期間，由於尼泊爾當地網路不便，無法透過視訊進行衛教，因此直至二〇二三年，海外醫療服務團才又踏上尼泊爾服務的腳步。

爲了彌補因疫情中斷義診的行程，二〇二四年暑假，海外醫療服務團出隊整整一個月，期間，他們的足跡遍及首都加德滿都郊區、桑庫地區、南無菩提地區等總共十一個據點，包括學校、寺廟、孤兒院、公共及慈善機構，口檢人數高達一千九百一十九人，其中蛀牙率爲六六%，缺牙率約四%，填補率爲一五%。

雖然看到長期合作據點的服務對象口腔健康逐步改善，但海外醫療服務團仍深切感受到，尼泊爾境內有其他偏遠地區的醫療資源相對匱乏，因此，他們將秉持「服務，是爲了不再需要服務的那一天」的理念，持續深入海外偏遠地區。

眞心同理與關懷他人

↓

秉持熱情對世界奉獻醫者愛，聽起來簡單，做起來卻不容易。

基本上，進行海外醫療服務的地區多半屬於開發中國家，經濟、社會發展程度較低，人均國民所得不高，許多人會帶著給予的心態對待之。但其實，在國際醫療服務中，兩國並非是施與受的關係，而是平等地與對方建立連結，一同解決問題。

飛洋國際服務團指導老師郭曉靜分享，海外醫療服務團不是在做善事，而是想弭平國際社會的不公平與不正義，千萬不能帶有強者幫助弱者的心態，而是以人爲本，才能眞心地帶著同理心付出關懷。

「因此，我們都會給團員們一個觀念，就是要以社區跟當地人的角度出發，而非以自己的專業角度去判斷他人的需求爲何，」郭曉靜進一步說明，曾在服務國家遇到其他團隊，面對當地缺乏電力或電力供給不穩的狀況，卻想著要幫助對方進行病歷電子化工程，甚至因此發生溝通不順暢，被當地居民拒之門外而無法進駐服務的窘事。

所以，累積多年的海外服務經驗後，郭曉靜會讓北醫大學生們知道，出隊前必須先了解在地文化及需求，不要一開始就悶著頭提供協助，她更要求團隊要先做到同理心，了解當地所面臨的困境、遭遇到的問題，並朝向付出關懷的目標邁進，不僅同理對方的感受，還要能一起協助脫離難關。

譬如，許多開發中國家的學童都會面臨營養不足的問題，過去，飛洋團隊會直接從治療疾病的角度開始解決問題，如今，則調整爲探討問題爲何會發生，也就是爲什麼當地學童會營養不良？是否跟飲食文化有關？或者是水資源不乾淨？找到問題之後，再透過在地社區或居民可以接受的方式，去尋求解決之道。

最基本的做法，是提出具體數據來證明事實不假。

以飛洋團隊所服務的柬埔寨馬德望來說，團員們從測量服務小學的學童身高與體重開始，製作健康卡，經過幾年記錄下來，發現學童的成長曲線確實顯著落後正常應有的成長曲線，接著運用簡易圖表教導當地教師，如何辨別學童是否有營養不良的情形。

此外，飛洋團隊也透過募款活動，爲馬德望當地小學籌備醫療包及保健室，訓練學校老師能有自主追蹤學童各項身體數據的能力，在多年努力之下，學童們的健康狀況逐漸好轉，學校也變成健康促進學校。

「我們更與當地人成爲夥伴，累積出如家人般的好感情，」郭曉靜指著幾張活動照片，分享當地孩子和飛洋團員們擁抱的畫面，不難看出多年來的互動，飛洋已經不是過客，而是每年至少回家兩次的歸人。

這股從下而上的力量，讓在地官員樂於擴大跟飛洋團隊的合作，如今，馬德望已有高達七十一所小學跟飛洋團隊合作，希望邀請團隊到學校服務。

對生命有意義就願意去做

↓

一路上看著學生在海外服務的成長與蛻變，擔任課外活動組組長超過十年的副學務長莊玉琪感受特別深刻。

「以人爲本是北醫大的教育方針，北醫大學生眞正投入其中，很願意藉由這樣的努力與付出，感受並體驗醫病關係，進而彰顯以人爲本的價値，」莊玉琪認爲，現在的學生與過去很不一樣，抱持著一種「對我的生命有意義才願意去做」的觀念與態度，只要認同團隊理念，對於自己喜歡做的事情會相當投入，甚至會不斷發想新點子與創意，每次出隊都能持續優化、演進，所以學校便讓他們自由發揮。

莊玉琪也透露，曾耳聞其他學校社團，如果獲得外界補助經費進行海外服務工作就會出隊服務，但如果沒有補助就不去了，或者遇到類似疫情等突發天災人禍也就中斷，或許這也是因爲團員們並沒有從過往的服務經驗中，體會到奉獻及付出的眞諦，一旦遭受難關就放棄。

多年下來，北醫大的海外服務社團儼然成爲北醫大體系國際醫療生力軍的搖籃，在學生時期就積極參與國際醫療服務的他們，畢業後，或許被徵召回來擔任隨隊醫師，或成爲社團指導老師，甚至是北醫大體系三家醫院在國際醫療服務上的常駐醫師，他們與學校、與社團的連結依舊很深，在世界各個角落，延續著北醫大國際醫療的服務精神。✚

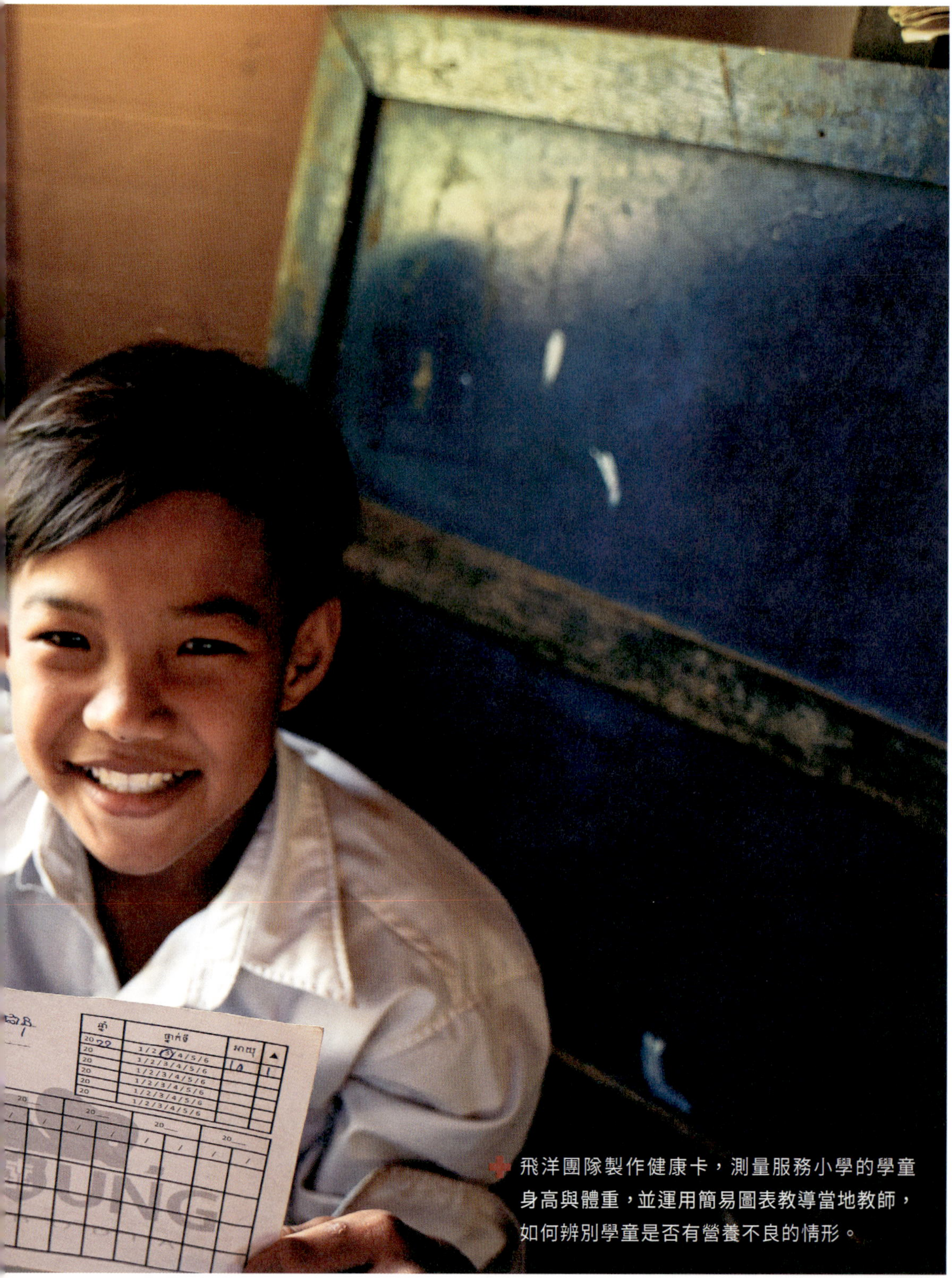

飛洋團隊製作健康卡，測量服務小學的學童身高與體重，並運用簡易圖表教導當地教師，如何辨別學童是否有營養不良的情形。

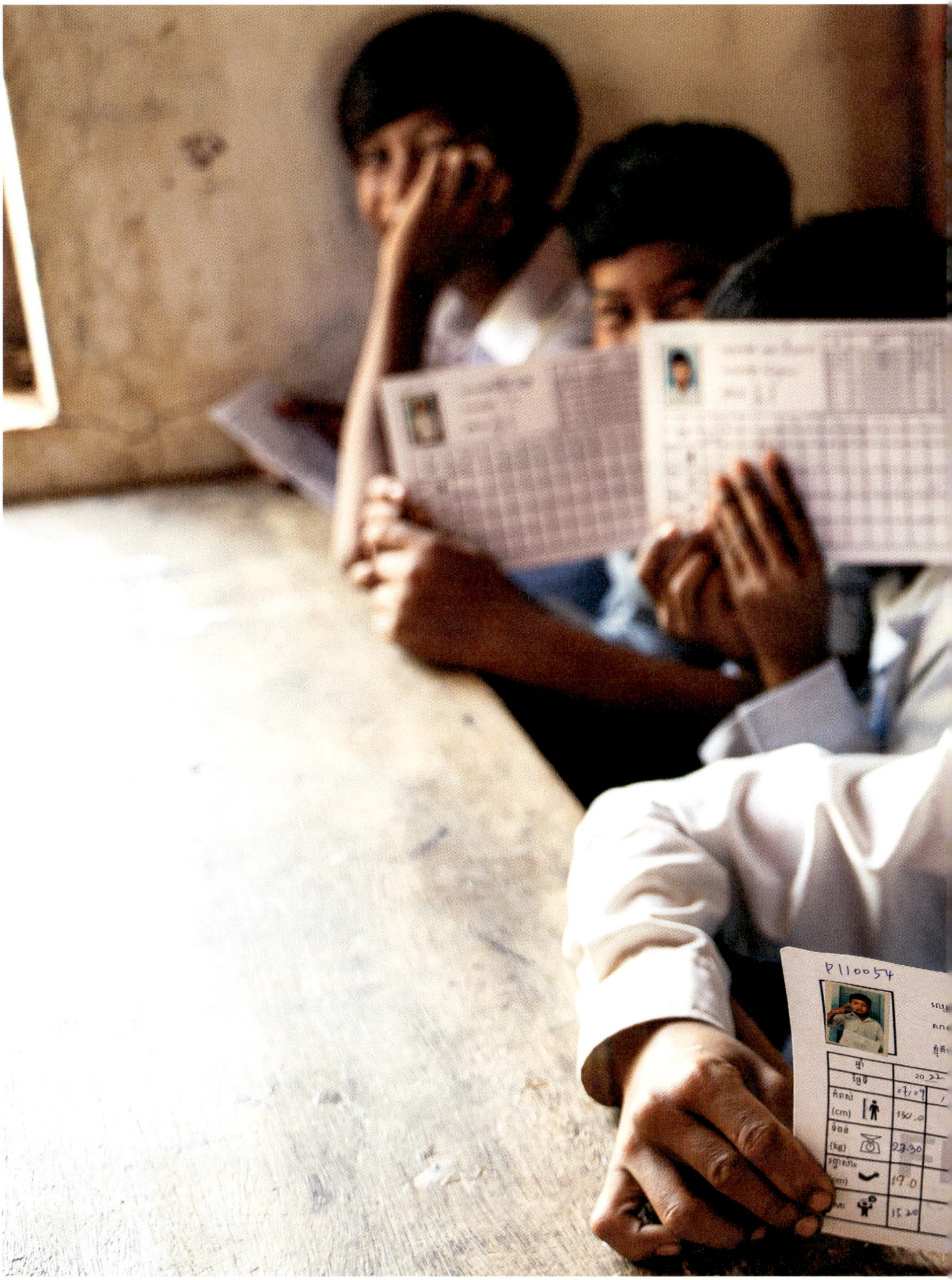
P110054
(cm)
(kg)

醫學人文 BMP024

這樣愛，給世界更多可能

北醫大體系國際醫療的熱血行動

作者－林惠君、陳育晟
客座總編輯－吳麥斯
專案執行策劃－湯雅雯

企劃出版部總編輯－李桂芬
主編－羅德禎
責任編輯－羅玳珊、李美貞(特約)
封面、版型設計－平面室設計工作室
封面攝影－曾成發
圖片提供－臺北醫學大學

出版者－遠見天下文化出版股份有限公司
創辦人－高希均、王力行
遠見・天下文化 事業群榮譽董事長－高希均
遠見・天下文化 事業群董事長－王力行
天下文化社長－王力行
天下文化總經理－鄧瑋羚
國際事務開發部兼版權中心總監－潘欣
法律顧問－理律法律事務所陳長文律師
著作權顧問－魏啟翔律師
社址－104 臺北市中山區松江路 93 巷 1 號
讀者服務專線－02-2662-0012｜傳真－02-2662-0007；2662-0009
電子郵件信箱－cwpc@cwgv.com.tw
直接郵撥帳號－1326703-6 號　遠見天下文化出版股份有限公司

製版廠－中原造像股份有限公司
印刷廠－中原造像股份有限公司
裝訂廠－中原造像股份有限公司
登記證－局版台業字第2517號
出版日期－2025年5月20日 第一版第 1 次印行

定價－500 元
ISBN－978-626-417-384-1
EISBN－978-626-417-380-3 (EPUB)；978-626-417-381-0(PDF)
書號－BMP024
天下文化官網－bookzone.cwgv.com.tw

國家圖書館出版品預行編目 (CIP) 資料

這樣愛，給世界更多可能：北醫大體系國際醫療的熱血行動 / 林惠君，陳育晟著 . -- 第一版 . -- 臺北市：遠見天下文化出版股份有限公司，2025.05
224 面；17×23 公分 . --（醫學人文；BMP024）
ISBN 978-626-417-384-1（平裝）

1.CST: 醫學 2.CST: 醫療服務
3.CST: 國際交流 4.CST: 醫院行政管理

419.333　　114005656

天下文化

BELIEVE IN READING